内经养生

Neijing
Yangsheng
Biejie

别解

主　编　邓杨春　刘铜华
副主编　支　勇　徐海涛

科学技术文献出版社
SCIENTIFIC AND TECHNICAL DOCUMENTATION PRESS

·北京·

图书在版编目（CIP）数据

内经养生别解 / 邓杨春，刘铜华主编. —北京：科学技术文献出版社，2023. 11
ISBN 978-7-5235-0874-9

Ⅰ. ①内… Ⅱ. ①邓… ②刘… Ⅲ. ①《内经》—关系—养生（中医） Ⅳ. ①R221
② R212

中国国家版本馆 CIP 数据核字（2023）第 201852 号

内经养生别解

策划编辑: 付秋玲　责任编辑: 付秋玲　章梦婕　责任校对: 张　微　责任出版: 张志平

出　版　者	科学技术文献出版社	
地　　　址	北京市复兴路15号　邮编　100038	
编　务　部	（010）58882938，58882087（传真）	
发　行　部	（010）58882868，58882870（传真）	
邮　购　部	（010）58882873	
官　方　网　址	www.stdp.com.cn	
发　行　者	科学技术文献出版社发行　全国各地新华书店经销	
印　刷　者	北京虎彩文化传播有限公司	
版　　　次	2023 年 11 月第 1 版　2023 年 11 月第 1 次印刷	
开　　　本	710×1000　1/16	
字　　　数	167千	
印　　　张	18.25	
书　　　号	ISBN 978-7-5235-0874-9	
定　　　价	56.00元	

主编简介

邓杨春，中医世家，江右学派传承人，执业医师，副研究员，世界中医药学会联合会扶阳专业委员会常务理事，供职中华中医药学会学术部，《中华中医药杂志》审稿专家。得家传，参名师，从《伤寒论》悟出"阴阳六法"，从《内经》总结出运气脉法，参悟扶阳学派多年得"命门元气论"。临床多以五运六气指导阴阳六法治疗，以先天定后天，补命门之火治疗难以治愈的疾病。撰写《"象思维"与"玄思维"》等十余篇学术论文在《中华中医药杂志》等核心期刊发表。出版《运气传习录》（第一、二辑）《学中医 用中医》《学中医 用本草》《经方串解》《伤寒悟读》《五运六气临床用药指南》《内经别解》《读名著 做临床》等十余部著作。

刘铜华，博士，博士后，二级教授，主任医师，博士生导师，北京中医药大学副校长，兼任北京中医药大学中医养生研究所所长，深圳北京中医药大学研究院院长，教育部、科技部中医药防治糖尿病及其并发症学科创新引智基地主任，国家级中医药防治糖尿病国际联合研究中心主任，教育部中医养生学重点实验室主任，中华中医药学会糖尿病分会副主任委员，中华中医药学会中药调剂与合理用药分会主任委员，国家药典委员会委员，国家新药、保健食品、新资源食品评审专家。曾任西藏藏医药大学副校长（中组部第八批援藏干部）、甘肃中医药大学副校长（挂职）。

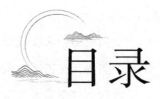

目录

第一章
上古天真论讲了什么

　　昔在黄帝，生而神灵，弱而能言，幼而徇齐，长而敦敏，成而登天。

　　乃问于天师曰：余闻上古之人，春秋皆度百岁，而动作不衰；今时之人，年半百而动作皆衰者，时世异耶？人将失之耶？

　　岐伯对曰：上古之人，其知道者，法于阴阳，和于术数，食饮有节，起居有常，不妄作劳，故能形与神俱，而尽终其天年，度百岁乃去。

长寿的规律是什么？第一点为什么是"法于阴阳"？

在儒家的思维之中，一个人之所以能够获得高的位置，获得富贵，获得长寿，关键的一点就是有德行。我们知道，儒家的价值取向，其实是要入世的，是要在乎世间的名利的，这类人为什么容易活得好呢？

能够长命的一般规律

我们所说的上古真人，这类人普遍的特点之一，就是长寿。长寿的原因有很多，但是归根结底，可以总结为阴阳平衡。

阴阳之间的平衡，即阴阳和，也是阴阳平。所谓的阴阳平，就是人们不管是处理平常事务，还是表达自身的思想和情感等，都能达到很好的状态。《内经》说要"法于阴阳"，所谓的法于阴阳，就是要达到一种平衡，一种动态的平衡，不然的话就很难长寿，或者会经常生病。

阴阳的平衡是总体的，这在现实生活中会有很多表现，其中一种体现是对待一件事，注意不能走极端。以运动来举例，不运动当然不行，很多疾病的病因之一就是不注重锻炼；运动太过也是不行的，因为还有一些疾病是运动太过导致的。运动，就得动静相得益彰，而且还要适应不同的气候、环境等条件。

再说饮食，吃什么东西、怎么吃，也是要辨证来看的，药食同源，吃得对了，就是补泻兼施、寒热并用。此外，还要遵照正确的时间进食，也就是按照人体的"生物钟"进食。不是一味地饿着，也不是一味地吃饱、吃撑，在饭量之间要有一个度。

除此之外，对于任何一件事情的处理都要平衡而适度，懒散不行，但还要注意过犹不及。往大了说，对于名和利的追求，对于付出与得到的平衡，也是一样的。

我们也不是提倡不要在乎名利、不要在乎成功。我们是提倡对于名利、成功等的追求要有一个度，要能够平衡好。毕竟对成功的渴望是人们前进的动力之一，也是人们努力付出、实现目标的自我激励，但是如果太急于求成，把名利和成功看得太重，这些反而会成为负担，所以从这个角度也是侧面说明要"法"、要平衡。

"和于术数"，你知道的术数有哪些？
这些都是什么规律的总结？

术数，我们其实要理解成为对规律的总结，每一种术数都是对某种现象规律的总结。

比如，我们熟悉的二十四节气，也是一种术数，这里面既包含了阴阳五行的规律关系，又包含了五运六气的规律关系。

"和于术数"则是指我们要懂得并遵循这种规律。

现代人学习中医，很多是把中医当成一门机械的医学，很少会关注疾病治疗以外的内容。实际上，学习中医需要关注的内容远远超过医学学科本身。《内经》之中提出的"和于术数"，正是养生的一个关键。那么我们该如何"和于术数"呢？

中国术数，很多类别

清代的《四库全书》中就有很多关于术数的内容，清代中叶的四库馆臣重新审查为数甚巨的古代术数书籍，从多角度对术数书籍考证论述，以顺应自然科学技术的发展潮流，并将天文、医学、兵法与术数划定界限，这些纂修无疑存在时代局限性，但所进行的整理与考证，客观上为后来的研究提供了较为丰富的历史资料。中国术数类别众多，比如占候类、拆字类、阴阳五行类等，这些术数其实都是通过逻辑和数的方式来展现人类社会的某种规律。

比如占候类，实际上就是通过观察天象的变化，从而预测自然界等的一门学问。这个对于我们认识五运六气的运行是很有帮助的。再说拆字类，则是通过测字的方法来预测，这种预测方式比较特殊，也是通过特定的技术来了解宇宙运行之道的一种方式。

其实与人类社会息息相关，或者说与人类身体健康息息相关的术数，主要是相术类。这类术数通过观察人体的结构来了解人的内在特点，进而了解人体的状态，是一门比较深入的"望"的技术。通过观察一个人的身体结构，来了解人体的气机，以及不同年龄段的身体状态、不同身体结构的问题，得出相应的养生方法，这对人体健康来说是很重要的。

术数，其实说到底是中国古人探索社会运行规律的手段，跟我们现在的化学、物理、生物等学科是类似的，具有某些共同的特点。养生需要"和于术数"，需要我们综合考虑自身的结构特点、体质特点，结合环境特点、气候特点，甚至还要考虑到宇宙运行的规律（这是最难的）。具体要如何运用，就需要具体的学习了。

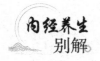

饮食很重要，主食真的妨碍了我们的健康吗？

在古人的眼中，养生的一个关键步骤就是"饮食有节"，而"饮食有节"实际上是要分几个步骤的，一是"饮"，二是"食"，三是"有节"。这四个字，其实包含了很多的养生智慧，只是我们在读书的时候没有留意，就一带而过了。

渴了才饮，不渴不饮

水喝对了对人体是有益处的，喝得不对就会有不利的影响。中医把水的属性分成了不同的种类，在不同的时间段或者不同的环境下，水的属性就会有不同的体现。水在通常情况下是平性的，但是特定条件下既可以是温性的，又可以是热性的，还可以是寒性的。人之所以要喝水，按照中医的说法是人体的津液比较枯竭了，这个时候体内普遍是热气比较旺盛的。

但是我们现在的人很少注意到这点，喝水的量完全参照刻板的数字，比如要求自己每天喝够1.5升的水，有些人不分情况每天会喝8杯凉白开。但在人体热气旺盛的时候，喝入大量凉白开，这对人体阳气的损伤是比较严重的，如果不是非常明显的阴虚患者，最好不要用这样的方式来喝水，喝多了反而不利于身体健康。

因为水喝进去，如果不能很好地运化，就会消耗人体的阳气、增加人体的湿气，并且还会增加肾脏系统的负担，很容易导致肾虚。对一些阳气不足的患者来说，喝水多还是人体阴寒之气的来源之一。所以喝水也要注意方式、方法，否则喝得不对，就会成为不利于健康的致病因素，毕竟水也是湿邪的来源之一。

为什么要吃主食？

我们有时候可以看到一些热衷于减肥的人，或者一些养生达人，推荐不吃主食，认为主食含有大量碳水化合物，是增肥的元凶之一。

实际上我们主张的主食，是人类社会经过几万年筛选出来的膳食宝塔的基座。人类的饮食谱在近千年来发生了翻天覆地的变化，与此同时，人类的预期寿命和平均寿命也在不断增长，从"人生七十古来稀"到现在的人均预期寿命是 78 岁（2022 年 7 月 12 日，国家卫生健康委员会发布的《2021 年我国卫生健康事业发展统计公报》显示，中国居民人均预期寿命由 2020 年的 77.93 岁提高到 2021 年的 78.2 岁）。这其中，虽然医疗技术与科学技术的进步发挥了主要作用，但是"民以食为天"，主食为主的膳食宝塔对人类健康的贡献也是一个关键。

中医说"五谷为养"，其实最养人的主要就是五谷，甚至可以说是救命的药物。有人曾经回忆，在小时候，自己的姐姐有段时间因为没有吃主食，一度饿的只剩下皮包骨头，面色极其难看，腹部胀满，毫无生机，后来吃了半个月的主食，气色就渐渐变得正常了。当然，上述事例是从经验和实例来佐证的，我们还可以从本草书籍中去探寻，五谷都是什么？五谷的重要作用到底是什么？为什么会有这么重要的作用？

接下来主要讲一讲五谷的属性、它们对人类社会的贡献、什么体质的人吃五谷最好，以及以哪种五谷为主食最健康等。

五谷有哪些？大米有什么好的作用？
人类真的离不开吗？

在《内经》中，把"粳米、小豆、麦、大豆、黄黍"叫作五谷，而在《孟子·滕文公》的五谷则为"稻、黍、稷、麦、菽"，在其他一些文献中又称五谷为"大麦、小麦、稻、小豆、胡麻"，再而后便是李时珍在《本草纲目》中记载的谷类。实际上，五谷的所指在我国历史上始终是变化的，不同时代的五谷是不一样的。那我们就按照通常的认知，将五谷理解为大米、小米、大豆、小麦、高粱。

大米（粳米），最高贵的食材

现在很多人要吃糙米，不吃大米，笔者并不赞同。大家不清楚在古代大米是多么珍贵的食材，把它比喻为现在的冬虫夏草也不为过。魏晋时期竹林七贤之一的阮籍因为母亲过世，在守孝的时候吃了几碗米饭，就被告到了以孝治天下的晋武帝那里，被认为不守礼仪，差点因此而丢掉了性命。在古代，大米属于奢侈品，是不能随便吃的，只有贵族才有机会吃到，普通的老百姓是吃不上的，阮籍在守孝期间反而享受奢侈品，便被视为蔑视礼仪，这也从侧面印证了大米的珍贵。

为什么要吃大米？

说完古代的情形，我们再从医学的角度来分析大米的好处。大米是"得天地中和之气，和胃补中，色白入肺。除烦清热，煮汁止渴"之物，可以平衡五脏、补益胃气、补脾益肺、长气养血、添精助神，功用是非常有益的，至少笔者自己是一天不食米饭，就会有不舒服之感。每当工作一天疲劳的时候，只要回家好好地喝上一碗热乎乎的白米粥，身体就像"满血复活"一样。

大米的作用，除了可以补益脾胃，对肺也是有很好的功用。在《伤寒论》中就可以看到，每次有外感疾病的时候，除了使用一些发汗解表的药物，最好还要喝点热稀粥。其不但对脾胃有补益的作用，对肺的补益作用也不容忽视，这样才能发汗。

每当重病来袭，都需要糜粥自养，不然恢复的时间就会延长。张文潜《粥记》说："粥能畅胃气，生津液，每晨空腹食之，所补不细。"后世医家汪昂也说："今人终日食粥，不知其妙。迨病中食之，觉与脏腑相宜，迥非他物之所能及也。"

那么为什么大米能够有这么好的作用呢？甚至说，其他食物都没有这么好的作用呢？因为大米真的是补气的，是实打实地补气，可以化生人体所需要的气，这跟黄芪、人参补气是不一样的。人参、黄芪是激发人体的器官功能，让器官能够更好地吸收精微物质，通过这种方式来发挥补气的作用。而大米进入人体，本身就可以化生为水谷精微，成为人体气的来源，这是其他物质无法替代的，我们吃再多的补气的药物，也是替代不了水谷精微的。

大米能利尿，湿气重多吃大米

在我们所知道的五谷之中，只有大米是从长在水田里的水稻经过去壳、碾糠等工序得来的，因此在五谷之中，大米的利尿作用是最强的，其余的五谷补益作用虽然也很强，但是利尿的功能则没有那么突出。从这个角度来说，大米帮助膀胱气化的作用是不容忽视的，所以笔者在平时经常劝人多吃米饭。

五谷是药，是非比寻常的药，所以人类离不开！

五谷是养人的，所以食五谷是养生的主要举措，这是"饮食有节"最基础的保障，如果没有这个保障，就很难说是好的养生方式。养生的基础就是人体可以获取生命所需要的水谷精微，如果连水谷精微都不能获取，那么吃再多的补品，都是舍本逐末。

前面我们说了主食之大米，它的益处是我国劳动人民经过大量饮食实践总结出来的。另外，我们也发现在北宋仁宗年间，全国才开始大量种植水稻，之后我国开始出现了人口数量的明显增长，从当时的6000万左右，增长到明末的两个亿。从饮食的角度来说，水稻的大面积种植和普及，使更多的人可以得而食之，而水稻除有健脾胃的功效之外，还有补肾益气的作用，可以增加人类的生殖能力，这对人口的增长有很大的助力。

小麦扶阳，北方人适合吃

我国的气候有明显的地域性，秦岭淮河以南是水稻的主要产地，这些区域的人以大米为主食。但是北方人则不然，他们种植的是小麦，主食也以小麦为主。一般在解释饮食有地域性区别的时候，往往说是因为一方水土养一方人，那么除此之外，还有别的原因吗？

同样是人，南方人到了北方就容易受不了，因为到了北方的冬季，室外的温度是零下几十度，尽管穿的是羽绒服，还是受不了，但是北方有人居然可以穿一条裤子，秋衣秋裤都不用穿，这就是饮食习惯导致的。北方人的体质普遍是热性的，所以他们不容易怕冷，但是为什么会这样呢？这还是要跟主食结合起来。因为南方湿气重，所以常吃大米，可以助力人体的气化，把水排出去。

但是到了北方，大家吃的小麦，确实有非常强大的保水功能，还有一个非常好的功能就是温阳。《本草备要》中记载"面粉甘温。补虚养气，助五脏，浓肠胃，然能壅气作渴，助湿发热"，所以如果我们怕冷，那么平时多吃一点面食，多吃一些饺子或者馒头，可以很好地养成抵御寒冷的体质。

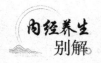

饮食有节，首先是主食有节

我们想要好好地养生，第一步不是吃什么菜，而是要看主食，了解自己的体质，而后去调整自己的主食。主食调整之后，才开始饮食有节。

在主食的选择上，面食和米食首先要分清楚，阳虚且有点瘦的患者，宜选择以面食为主；而比较胖的、湿气重的患者，则选择以大米为主；然后再看五脏的关系，选择小米、大豆、高粱之类的主食作为辅助，有了这个"四梁八柱"的基础，再去养生，就自然能够达到事半功倍的效果了。

当然，小米的作用又跟大米不一样，还有大豆的作用也与小米、大米不一样。我们为什么要吃大豆呢？从现代营养学来说，大豆含有各种植物性蛋白质，这个可以补充人类的蛋白质需求，那么从中医来说又是什么呢？我们从大豆等豆制品的食材中能获得什么营养呢？下面来具体说说。

主食里面为什么有大豆？五谷为什么不可替代！？

读过我们以前文章的同志应该都了解，我们解释中医都是在一种全视野下去解读的，比如说五谷，一开始都是百谷，不是五谷，我们的先人在神农那一辈，实际上是吃杂粮的，这种杂粮是怎么演化为五谷的主食的呢？里面肯定经历了非常长远的过程，第一个将主食进行驯化的就是所谓的后稷，他相当于尧舜禹时期的农业部长，专门播种百谷，而后来的周王朝就尊奉后稷为先祖。

在后稷播种百谷的时候，其实就在开始慢慢地驯化这些杂粮了，最后找到了我们民族的第一种主食，这种主食就是稷。正是因为他驯化的这个主食非常得好，所以用来祭祀的时候都是以稷为主。稷与牛、羊、猪等变成了最好的人间食材，献给了尊敬的山川神祇。这种稷，后世考证说是芦稷，做的东西很好吃，它的梗也可以当成小甘蔗来吃，水分多

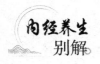

还甜。

随着时间推移，后来又驯化出更好的主食，也就是所谓的粟。这个粟作为主食也是有一段时间的，比如先秦的时候。到了两汉的时候，粟就是主粮，所以那个时候主管粮食的军官就叫作治粟都尉。再到后来，就把大米驯化出来了，小麦也随之被驯化出来了，成了主食。

在这个过程中，还有仅次于主粮的一个五谷，就是大豆。为什么会有大豆呢？其实还要从我们的饮食习惯说起，好比我们现代的营养学，需要从根本上解释清楚。

现代营养学认为人类不仅需要碳水化合物，还需要蛋白质、无机盐、维生素等，但最主要的还是碳水化合物，它为人类提供了主要的能量。五谷之中，小米也好、大米也好、小麦也好，都是这个在发挥作用。而蛋白质怎么来？古代是非常缺乏肉类的，所以蛋白质是奇缺的，这个时候能够提供蛋白质的材料，就是非常好的东西了。

缺蛋白质会得什么病？

缺蛋白质，其实就是营养不良，很容易导致的就是水肿，因为蛋白质不够，或者氨基酸不够，导致人体会有水肿的现象，这个在中医看来，就是肾虚导致的水肿，所以能够治疗这种疾病的方法就是补肾了，因此我们对大豆的定义就是肾古。

《本草备要》中说：属水似肾，肾之谷也（豆有五色，各入五脏），故能补肾镇心（肾水足则心火宁），明目（肾水足则目明），利水下气（古方治水肿，每单用，或加他药），散热祛风（炒热，酒沃，饮其汁，治产后中风危笃及妊娠腰痛，兼能发表。《千金》云：一以去风，一以消血结）。

其实就是发挥了蛋白质的作用。吃了含有大豆的制品，自然就可以补肾，可以减轻因蛋白质不足导致的各种问题。我们现代的饮食结构丰富了，许多食物也可以提供蛋白质了，如猪肉。不过，对于很多肾虚的患者，我们还是需要考虑多吃一些大豆！

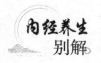

从主食看古人为什么善战？

我们前面梳理过，其实在中国古代，主食的变化经历了很久的演变，第一个时期是百谷，那个时候华夏人口是最少的；随后后稷驯化了稷，也就是后世认为的高粱，这个是补脾胃和中的；再后来就驯化了一种叫作粟的主食。这个主食出现在先秦，一直持续到唐代。后来又有了小麦，小麦被当作主食，经过了唐宋，到了宋代，大米又超越了这些成为主食。

所以我们可以总结出古代的几个文明，第一个文明就是夏商周之前的文明，那是百谷文明。

然后就是所谓的社稷文明，主要靠稷这个补脾胃的主食，这个时候占主导的就是周。

接下来到了先秦、两汉，主食是粟，粟是补肾的，所以先秦、两汉的古人骁勇善战、孔武有力。从体质的角度来看，我们说肾不虚，其实主食起了很大的作用。

随后就慢慢变成了以小麦为主食。小麦做主食是补心的，心火旺盛的时候人总是充满了激情，是快乐的，所以唐宋时期是我国文化的灿烂时代。

但是从南宋开始，主食就出现了大米，大米擅补脾胃，南宋往后的历史一直是小麦和大米平分天下，主要的养生点就在于脾胃，而补肾的主食退居其次。自汉唐之后汉人武力一直趋于弱势，这跟主食文化也有一定的联系。

在中国古代的版图上，有四个地方是有争天下的基础的，这四个地方都是当时的粮食主产地。第一个地方就是关中平原，其创造的财富足以支撑一个国家、一个文明的产生，其中周、秦、汉、唐文明就是以关中平原为基础的。

第二个地方就是函谷关以东，包括现在的河南和山东一带。这个平原也能够获得相当多的粮食，足以支撑一个国家。其中，唐代中后期以李德裕为首的山东士族势力强大，可以与唐统治者扶植的政治新贵相抗衡。宋代的经济基础就是以河南和山东为主，然后再加上川蜀、两淮，使得宋代的经济空前繁荣。

第三个地方就是两淮，两淮指的是淮南、淮北，大致就是今天的江苏、安徽一带。两淮自古以来就是繁华富庶之地。项羽就出自这个地域。淮南的土地是出了名的肥沃，袁术曾经靠着一块淮南的土地就胆敢冒天下之大不韪而称帝，可见淮南的富庶程度。再者守江必守淮，从古至今，南方的割据势力都必须占据两淮之地。

第四个地方就是川蜀，自古以来那里都是富庶之地，很多书籍中也有相关的记载。因为其特殊的地理位置，历史上只要有战争，川蜀就是必争之地。川蜀的富足能够提供非常大的财力支持，历史上刘备一举夺下川蜀，终于有了属于自己的后方基地，这里是他争霸天下的起点。

这些地域其实也有着不同的主粮代表，关中平原的主要代表是粟米之类的，中原地带的代表是小麦，江南地区的代表是大米。主食的变化也反映了不同区域在整个国家历史发展过程中的地位的变化。

怎么样的住宅是常？怎么样是无常？

前面我们花了很多篇幅分析了"饮食有节"，实际上饮食方面的内容还有很多，不过笔者觉得五谷这个事情是最主要的，所以对五菜、五畜等相关内容没有特别介绍，感兴趣的朋友可以自行了解。下面要继续分享的，是关于"起居有常"这个要点。

首先我们要知道，所谓的"起居有常"是一个复杂的概念，如果我们没有"法于阴阳，和于术数"这两个标准的话，是很难知道自己是否"起居有常"的，毕竟我们都不知道"常"为何物。好比我们现在知道的，选择住房主要考虑的一个是采光、一个是室温，很少有人关注到其他方面。所谓的好房子，很有可能在住进去之后人体会出现各种问题；而常人眼中一般般的房子，却有可能住进去之后可以心神愉悦。所以"起居有常"里面的道理有很多。

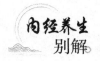
起居何为常？

其实一个住宅是不是好的，是不是对身体有利，我们不仅要看时间，还要看空间。同时考虑时间和空间，才能全面地反映一个住宅的整体状态。有的住宅此时此刻是好的，但是下一个时间段可能就是不好的了。我们会看到有些人的身体一直都是健康的，说明居住的环境是很不错的，如果突然一两年身体每况愈下，这就需要考虑是否有环境异常的原因。

那么我们如何判断居住环境是否适宜呢？可以用一种比较简单的方法，首先需要有一颗平常心，对于住房起居的时间和空间需要不断地去试错，如果一个地方住进去三两天就生病，那么这个地方很有可能是有一些不适宜居住的因素，此时就应该考虑搬出去。如果一个居住的地方，我们搬进去之后，发现身体好了，生病也变得少了，那么这个房子肯定就是不错的，是适合居住的。当然，这种试错的方法是最基础的，但是也是比较管用的，它提醒我们要对居住环境有所留意，要做到"起居有常"。

起居要有时间规律

前面我们说了需要注意居住的环境，比如住宅的情况。另外，还需要注意起居要有时间规律，有些疾病其实就是在起居方面不注重时间规律而导致的，比如一些人经常会熬夜，一熬夜就发现身体受不了了，变生出很多疾病，不管吃什么药，效果都是有限的，达不到我们想要的结果。

一年四季具有春温、夏热、秋凉、冬寒的特点，我们人体也相应具有春生、夏长、秋收、冬藏的变化。人体在四季气候条件下生活，也应顺应自然界的变化而适当调节自己的起居规律。保持规律的生活作息，是提高体内各器官、系统生理活动功能的好方法，这对人体健康具有十分积极的作用。

说假话、骗人，是很多疾病的根源，《内经》早就给出了教训！

《内经》里面有很多养生的智慧，前面我们分析了《上古天真论》中的几个关键要点，那么"不妄作劳"这句话我们应该怎么理解呢？

不妄，很难，所以对身体健康很重要

我们小时候看金庸武侠小说——《天龙八部》中有一个桥段，那就是当年害死乔峰父母的带头大哥，因为听信了"妄人"的挑拨离间，才酿成了误杀的悲剧。笔者当时一直不知道所谓的"妄人"是什么意思，但是随着学习的深入，后来又看到宋儒在解读儒家经典的时候，就经常说"无妄"，什么是"无妄"呢？笔者认为这其实就是"诚实"。一个人如果诚实，那么这个人就可以避免很多灾难。

在现实生活中，我们其实会发现如果一个人中气十足，说话的时候经常眼睛都不转一下，这类人说话不需要太多思考，因为他们说的都是真实的事情，所以这类人一点也不会累，他们往往是可以很好地养生的。与之相反，有些人因为要隐藏一些不可告人的秘密，他们在日常生活中就需要不断地说谎来掩盖很多事情，这样久而久之，就会形成一种心神不安的性格。这种性格一旦形成，就会对人的精神带来无尽的伤害。

善良与诚实，往往是相辅相成的

一个人会不会经常生一些奇怪的疾病，会不会因为自己的情绪不稳定，或者担惊受怕，给身体带来各种不适，往往和一个人是否善良和诚实相关。所以我们在养生的时候，应当始终保持"不妄"的状态，这样就可以安静地享受生活，而不需要为了某些目的不断地编瞎话，不断地躲躲闪闪，造成那种担惊受怕的精神状态，从而影响身体的健康。

搬弄是非也是一种不诚实，其实就是利用了人与人之间的信息不对称，通过欺骗的方式来达到某种目的。搬弄是非的人在现实生活中往往也很难善良，或者经常表现出伪善，甚至即使有善心却没有能力去做善事。

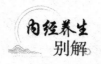

妄人往往心脾不好

"妄"是一种人生状态，按照中国古代的仁义礼智信与五脏和五行的对应关系，妄人是没有信用之人，这类人一般来说脾胃不太好。中国人一直追求稳定，也就是我们熟悉的"安土敦乎仁"。从五行的角度来说，土为五行之尊，如果没有土的特性，则一辈子都不得安宁，其中"妄"就是一种不安的状态。

《内经》只用"妄"一个字就表达了养生的关键点，这就很厉害了，这也是我们看不懂《内经》的一个重要因素。所以我们在读古文的时候，首先要真正地识字，要知道中国古代的汉字所表达的特定意思，不然的话就很难理解文章的实际含义。

熬夜的坏处是什么？死得快和癌症有必然联系吗？

目前很多人都谈癌色变，因为一些种类的癌症的生存率是比较低的，不少人得了癌症之后也给家里带来了很多负担。而癌症这种疾病在古代是没有专业机构可以检测出来的，虽然在古代医书中被叫作"岩""积气"等，但是那个时候对癌症所知甚少，有些癌症还附带了很多传说和神秘色彩。

《内经》在这方面可以说做得很好，完全没有那些神奇的说法。它指出很多疾病的特点都是经过不断演化，最后归结为自然、气候、周围环境等原因，所以我们在读《内经》的时候，丝毫感觉不到其中的思维被历史所限制，有的时候还会觉得他们的描述比我们现代的一些认知还要准确一些。

我们当代的研究是通过在实验室做各种试验，通过数据的对比，然后得出相关的结论。实际上这种方法古人也会，我们的古人对这种方法的运用也算是登峰造极了。神农氏为了把各种药材的毒性分辨出来，使用的方法是拿自己做实验。他亲身尝遍百草，把宝贵经验总结著成《神农本草经》，为我国中医药发展提供了极大的帮助。

常与无常

古代医家的研究不是我们现在的实验设计。现在的实验设计有所谓的对照组，还有一个实验组；我国古代只是从"常"与"无常"这两个维度加以考量，这两种思维相差得太多。其中的"常"是一个群体的特征，它的样本数是非常大的；"无常"的样本数也相对比较大，当然"无常"总是小概率事件，由于样本并不是准确的数字，所以我们在古代文献中看到的结论并不是非常确定的。

前面所说的"妄"其实就是一种"无常"，我们做事的时候总是无中生有，或者生活中总是无中生有，是很容易出现问题的。而在所有的"无常"与"常"的对比之中，"作劳"就是其中的一个大项。

大家可能对于这个"作劳"没有太多的经验，实际上古人的生活是非常艰辛的，他们一个人要负责种植十几亩地，在两汉的时候一个人负责种植十余亩地，才能积累财富。有过劳动经历的人应该都知道，现在中国的南部地区一个人在没有机械化的条件下劳作，可以完成水田 0.8 亩左右，山地估计也就 1 亩左右，总共加起来也没有古代一个人劳作的五分之一多。

生活在一个村庄的古代人，早晨大家都起床了，一起出去干活，到了晚上大家才从地里回来，回来的时候还需要带着柴火，所以古人如果不能下地干活，那就是生病了，叫作"采薪之忧"。我们现在说薪水这个词汇的由来，其实就是干了一天的活回来了，就得带上点柴火。那如果一个人生病了，按照规定就可以不用采薪，好比我们现在生病了，就不上班，自然也就没有薪水了。

那么，古代的薪水重要吗？当然重要了，古代的照明跟我们现在不一样，全靠柴火，蜡烛那是不能想的，一般只有富豪才能用得起。古人回到家之后，为了节省柴火，大家就聚集在一起劳动。男的负责重体力活、女的负责织布，所以古人活得太累了，一天到晚都是干活，这个时候就产生了我们中医说的一种疾病，叫作"劳"。"劳"的本义是在房子上面，有两个火把，然后火把下面是一个遮蔽物，再下面就是一群干苦力的人，这个就是"劳"。

因为"劳"，必定带着火把，必定是熬夜，所以五劳七伤之病，一定是会伤及一个人的肾脏。所以当我们给这类人治病的时候，就要考虑古人用来治疗五劳七伤的方剂了。

熬夜在现在看来，是一种自主的行为，因为我们都喜欢熬夜，熬夜也不一定是在不停地加班，也可能是娱乐。但是熬夜是导致患病的一种原因，也是我们很多人生病的关键。不过古人就不是这么回事了，古人熬夜是为了维持生计，如果真的有那么一天，一个人出现了熬不动夜的情况，就说明这个人真的被掏空了，这个时候基本上就等同于生命快支撑不住了。

所以对比古今的差别，我们会发现因果关系发生了转变，所以我们现在要求不要熬夜，是为了活得更长，为的是不生病；古人熬夜，为的也是活得更长，因为这样才不会缺衣少食，如果有一天他们不熬夜了，那不是因为他们不喜欢熬夜，而是熬不动了的缘故。

熬夜，其实就是加速衰老

一个人什么时候就开始衰老了呢？那就是生殖能力衰弱的时候，以前丧失生殖能力的年龄，是女性过了 49 岁、男性过了 64 岁。在这个过程中，发挥关键作用的就是肾气，不管是雌激素还是雄激素，或者是其他激素，都是肾气的表现。

所以从根本上来说，一个人肾气的多少与衰老息息相关，肾气足则衰老得慢，肾气不足衰老得就快，而我们看到的大部分癌症患者，都是有某种程度上的肾虚。

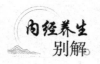

怎么样才能神与形俱？ 脏腑健康很重要

在《内经》的第一篇文章中，讲到了很多生活中经常遇到的问题，但是这些内容我们现代人往往是理解不了的，只有带着历史的认知，才能回到过去的生活场景，这样才能明白古人所说的是什么，知道如何养生，才能够准确无误地切换场景。

在《内经》里面说到过另外一个概念，那就是"神与形俱"，这个在我们看来是一句话，但是其实涵盖了很多的东西。比如，我们现代有很多人精神失常，怎么判断一个人是否是精神正常，什么又是健康的精神状态呢？这里面就有很多维度了。

什么样才是神与形俱？

在这个概念中，我们首先要看到，能够达到神与形俱，其实需要很多条件才能满足，不是随便说说就可以达到的。在形与神之间，其实相差一个气，因为气是连接它们两个的关键要素，所以形与神都能够非常好的话，中间的气肯定很足。

要达到神与形俱，五脏六腑的功能就变得很关键了，如果脏腑功能不好，人体是很难建立一个形与神俱的状态的。在所有的脏腑相关因素中，关键要看两个因素：一个是先天之本，故肾气很关键，如果肾气足，那么这个人的其他气自然是不差的，如果一人的肾气不足，那么这个人的精神状态也好不到哪里去；还有一个就是后天之本。后天之本其实是短期内身体状态的一种体现，肾气就是长期以来的一种体现。

当我们短期出现了肠胃不适的情况，人体的神经系统也会出现问题，此时就会有神与形分离的感觉。所以在肠胃不适的时候，最敏感的就是神经，这个时候就会经常注意力不集中，经常状态不好。

脏腑控制着大部分常

很多小孩子不爱学习，或者说注意力不集中，很多家长不知道实际原因是什么，总是觉得孩子要与家长反抗，是不认真学习，实际上这个主要问题还是因为肠胃不好。因为人体有两套系统，其中一套是自主神经系统，这套系统是自主的，是被动的，不会因为我们的主观意念想怎样就怎样。这个系统主要由肺部挤压效果控制着，并分布在肠道之中，这类神经的作用其实就是协调我们的身体。这种自主神经是经过了几百万年的进化产生的，相对来说是稳定的。

自主神经系统，就好比是大自然给人类植入的一个稳定装置，它的运行是有规律的，且一直在工作。比如说，我们知道人体的心脏一直在跳动，心脏的跳动是没办法刻意去控制的，谁都没有办法恣意地控制自己的心跳，它不受我们的意志控制。但是如果自主神经系统出现了问题，就会发生一系列紊乱。

上面说到自主神经系统主要由肺部挤压效果控制，实际上就是一些自主神经受到肺部和大肠系统的影响，如果肺部或者大肠受到伤害，就会导致自主神经系统紊乱和失常。所以要想好好过日子，就需要心神与形都统一，这个过程中最关键的就是上述脏腑。

那么，这个过程中到底是五脏重要，还是六腑重要呢？这就要看是谁控制谁了，要看到底是五脏控制了六腑，还是六腑控制了五脏。

到底是六腑控制着大脑，还是五脏控制着大脑？

中医理论中有一种非常有意思的对应关系，比如"仁义礼智信"可以跟五脏相对应起来，那么还有哪些对应关系呢？我们熟悉的还有七情与脏腑的对应关系，比如肝脏对应的是魂，一般肝脏出现了问题，那就是肝魂的问题，人体的反应就是做梦。但是很多时候我们会发现，因为湿气重导致的脾胃内虚，也会导致梦多，此时我们不能说是因为肝脏的问题。另外，当我们看到一个人意志力坚强的时候，一般会说是肾气足，因为肾主志，但是有些人肾虚，意志力却并不是很薄弱，所以它们没有完全的对应关系。从这个维度来说，中医的七情与脏腑的对应关系，我们只能当成一个分析的工具，并不能把它当成一成不变的规律。

大脑与心、肾相关

《内经》将大脑归结为奇恒之腑，也就是在五脏六腑之外，还有一个腑。腑是用来藏东西的，那我们的大脑是藏东西的吗？还是说只是一个工具？大脑，是我们在大多数情况下对脊髓、脑髓等的总称，从这个角度来说，脑髓与肾是相关的，大脑的问题应该归结为肾才对。

如果将运动神经和自主神经结合起来看，就会发现其实大脑是由两者共同组成的，所以两类神经都会与大脑相关，如何好好地运用和协调这两类神经，就是激活大脑的关键。前面我们说了，协调自主神经和运动神经的关键在两个方面，即一个是脾胃，另一个是肺，而这两个方面实际上都是与气相关的。形与神要相互协调，自主神经和非自主神经都应该得到很好的协调，也就是五脏之间的关系、六腑之间的关系，都应该各得其所，只有这样才能获得好的效果。

心神在中医看来是完全自主的，是自由的，那么这个其实就是现代运动神经的一个表现。肾气在中医看来也跟骨髓、脑髓密切相关，从这点上来说，肾和心其实是自主神经的原始动力。

当我们判断一个人的生命是否要终结的时候，看神是关键的，还有一个就是大便。大便失禁实际上就是生命快完结的一个前兆，我们知道肛门实际上又叫作魄门，即人类锁住魄的关键，魄也是肺所主，而这个魄其实就是现代所谓的自主神经，其功能就是通调水道，就好比让人冷却下来，牵制运动神经的盲动。

今时之人不然也，以酒为浆，以妄为常，醉以入房，以欲竭其精，以耗散其真，不知持满，不时御神，务快其心，逆于生乐，起居无节，故半百而衰也。

什么人适合喝酒，为什么喝酒
容易短命？

中国古代的文化很特殊，自古以来就叫作礼乐文化，是指礼乐教化通行天下，使人修身养性，体悟天道，谦和有礼，威仪有序。酒在中国传统礼乐文化中，亦占有很高地位。酒之所以成为礼，不仅在于其能畅达天地，更重要的是它本身蕴含着天人合一、致中和的道理。

乐感文化的来由

其实中国的礼乐文化，又叫作乐感文化，主要是通过音乐来提升人的开心程度，从而激发人体的能量。喝酒，是这个过程中的关键环节，所以古人说"礼乐非酒不成"，酒的作用就是刺激人体的心脏，使得君主之官能够神采飞扬，使人面带红光。

我们会发现，凡是遇见了好事，人们总喜欢喝点酒；凡是遇见了不好的事情，也爱喝点酒。酒的作用在这个时候就发挥得淋漓尽致了。

酒对心脏有一定好处，还被作为一种药物，记录在我们的本草古籍之中，但是对其余脏腑皆不好，会导致脏腑出现很多问题。喝酒之后，酒对人体的肾损伤最厉害，因为酒除了是药还是水，这种水因为组成比较特殊，所以作用也很特别。酒算是湿浊之邪，人喝进去之后，就需要不断地将之往外排出，如果排不出来，就会导致湿热严重或者寒湿严重，到底是湿热还是寒湿，主要看气候条件。

除此之外，酒既为湿浊之物，有的时候也是阴寒之物，所以有些阳虚的患者喝下去之后，完全是运化不了的，所以酒对于脾胃的损伤也是很厉害的，很多人有胃病，是喝酒喝出来的。喝酒还会损伤肝脏，肝胆是解酒最关键的脏腑，所以喝酒之后，很多人的肝脏就开始受不了了。

喝酒还对肺部、三焦都有伤害，所以喝酒基本上只是为了君主之官的快乐，最后导致的却是其余脏腑都受到伤害，因此不建议大家喝酒。

喝酒为什么会使人开心?

喝酒可以增加人的快乐,酒也可以增加人对一些事物的感知能力,所以酒成就了感性认知,成为古代中国文化的代表性引子。不容忽略的是,酒还会带来一些其他作用,那就是很多人把喝酒当成了一种取乐的手段。

喝酒可以开心,提升多巴胺

喝酒之后,很多人都开始有了气,这个时候兴致就上来了,表现得心气比较充足,此时有些人开始慢慢地吹牛了,一分的说成三分,五分的说成八分,七分就说成十分,所以酒桌子上的话,十有八九都是假的。

酒始终是一种助力,它的这种助力是要调动人的肾气的,所以暂时可以提升性功能,从长期来看对性功能反而是不好的。我们会发现,阳痿的患者其实普遍都是阳虚,都是水太过体质,火气不足,此时就会表现出人比较抑郁,没有太多的开心点。

酒有短暂的壮阳效果。喝酒之后很多人就开始兴奋了，开始对生活充满了热情。

喝酒之后，短时间内能够激发人的阳气，但是过后留下了很多阴寒，这样久而久之，就会变得越来越阳痿。

活血化瘀，专治气血虚

酒是可以活血化瘀的，某种时候还可以促进血液循环，这种促进血液循环的作用可以使人体的气血出现短暂性充足。比如，我们通常在洗完澡之后，气血逐渐充于表面，很多人就开始红光满面。喝酒也是这样，这个过程可以活血化瘀，可以短时间内弥补气血不足的毛病。

如果在酒中加入一些成分，比如一些补肾阳的药物，那么这个药酒就有了不一样的作用，所以古代人很喜欢喝酒，其中一些人很喜欢喝药酒，在酒之中加入补肾阳的虎骨，或者鹿茸，或者肉苁蓉，甚至加入天雄散，这些对肾阳虚的患者来说，是一个非常不错的选择。

不过，话又说回来，对于肾虚的人，还是不建议大家喝酒，喝酒一时爽，喝多了就会出现很多问题。大多数能喝酒的人，都是燥热体质，而燥热体质在某种意义上就是火土太过体质，这样的体质是容易得癌的，现在虽然没有研究表明喝酒在各种癌症发病中的具体作用和机制，但是嗜酒一直是各类癌症的高危因素之一。

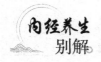

酒里泡这几味药，就可以让男性获得"超能力"，赶紧收藏吧！

我们可以看到古代的礼乐文化中是有关于酒的礼仪文化的。前面我们说到酒在古代是可以激发人类的欲望的，或者说是激活人类的创造力，所以酒也常常被当作一种药物。

性功能，最主要的是肾阳

在我们给患者治疗性功能减低的时候，最主要的是考虑肾阳，因为很多人阳痿早泄，其实都是肾阳虚弱，所以只要将肾阳提上去，患者的性能力也就好了。但是补肾阳也是有难处的，因为肾阳虚是一个综合的情况，我们在补肾阳之前，还需要好好辨别是否有其他的问题，比如是否有中焦湿热、上焦寒湿等，如果没有处理好中上二焦的问题，就贸然地补肾阳，很多时候都会适得其反。

男性出问题，多半是肝气郁结

在所有阳痿早泄的患者中，几乎一半以上的患者都有肝气郁结，所以治疗男科肯定要调理肝胆之气。如果患者肝气郁结，就算用其他药物，效果也不会很好。一般来说，我们可以考虑妇科用的玫瑰花，还可以考虑青皮、柴胡等药物。

补肾，还是要以胃气为主

事实上，一个人的肾气足不足，肝胆是否可以很好地疏泻是很关键的，但是胃气是所有气的来源，如果治疗时没有将胃气提上去，是很难让肾气充足的，所以我们在治疗男科疾病的时候，需要用一些调理胃气的药物，这样才能获得好的效果。基于这些条件，我们给大家推荐一款男性专用药酒。

药酒的成分有白酒、鹿茸、人参、青皮、玫瑰花（个人体质有差异，建议遵医嘱），按照这个配方泡上三个月，然后再服用，可以获得很好的效果。当然如果还有其他的基础疾病，比如中焦有湿热的患者是吃不得的，否则一吃就会上火。

肾气是人类社会进步的源泉，《内经》以此为主线！

我们回到《上古天真论》，会发现原来天真的发展，也是以肾气的衰旺作为根据的。人体先天禀赋的真精，积精累气以为真。天真，天乙始生之真元也。肾气之功能是人体生命之源。"以酒为浆，以妄为常"，以及后面的"以欲竭其精，以耗散其真"，这些都是围绕着肾气的消耗而来的，所以我们应该持续不断地保持"满"的状态。

何谓满？

从中医的角度来讲，满是一种精神状态，是五脏之精没有受到损害的表现，"六腑实而不能满""五脏满而不能实"，而我们知道的是"五脏六腑之精藏于肾"，所以肾虚就是最大的不满。

《上古天真论》之中，绝大多数的问题都是围绕着肾气来的，包括男子一八、二八、三八……的生长规律，虽说其内也有肝气、脾胃之类的内容，但是归根结底还是肾气。女子有天癸，男子也有天癸，到了一定的时期天癸会没有，此时也就不能生育了。女性的天癸就是月经，到了一定的年龄也会消失，也不能怀孕。天癸被限制，是性功能丧失的主因之一。

男性其实也是有天癸的，这种天癸是在人的身体内，代表着水的力量，所以我们可以发现，当一个人如果是火土太过，这类体质的人很容易使天癸受到克制，天癸一被克制，问题接着就来了，比如不育、阳痿、早泄等。

一般火土太过的人，会表现出过胖，而且其体内湿气也比较重，所以我们可以发现有一类不孕的女性，其实就是因为痰湿之气太旺了。现代社会饮食结构丰富，种类繁多，营养充足，这也导致了很多人肥胖的问题，进而对不孕不育的发病率也产生了一定的影响。

我们在养生的时候，脾胃之气要照顾到，所以用餐时吃的东西要稍微少一点，以保持胃气的充足。此外，我们要保护肾气，而长胖意味着消耗肾气，肾气的消耗从某种意义上来说，也影响着人的生育能力。

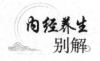

为什么欲望太大会短命？没有欲望，是不是就可以长生不老？

欲望是什么？

什么是欲望呢？西汉的笈黯评价汉武帝说"内多欲而外施仁义"，就是说汉武帝这个人其实是想得到很多东西，欲望很重。汉武帝在年轻的时候，想要干一番事业，想做很多事。这就是欲望，而且这种欲望是要付诸行动的。

欲望既不是简单的饮食问题，也不是简单的思想问题，而是一个综合性的问题。对很多东西的喜爱，都是欲望的来源。一个人对事物越是执着，那么他的欲望就越强，当一个人对某个事物很执着的时候，对于其他的事物反而就没有那么多的欲望。欲望消耗得太多，是因为喜欢和执着的东西太多，这就要求我们对这个世界最好不要有太多的执着、过多的喜好，从而减少欲望对人的消耗，这种人就会相对长命。我们也并不是倡导完全没有欲望，如果一个人对世界完全没有欲望了，那么这个人往往会变得非常厌世，而此时也容易导致另外的问题。

无欲无求，也容易短命

前面我们说了肾气，肾气俗话说就是欲望。我们对世界的喜好，就是从欲望开始的。如果一个人对什么都没有欲望，就会失去对生活的向往，容易走向消极。人一旦消极，不但会产生容貌上的改变，比如会变得苍老，精神上也会变得无所适从，最后提前衰老了。

所以，我们在对待患者的时候，一般还是要看患者的主要问题是什么。年轻人会欲望太重，而老年人的欲望，有时候不仅不重，甚至还会有消极的想法。欲望，就是一种对美好事物的向往，但是我们在对美好事物产生向往的时候，需要注意把握节奏、把握进度，才能一步一个脚印地走好人生路。

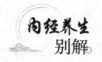

如何御神？去除执着和烦恼也是养生！

在《内经》之中，御神也是一种养生的手法，因为很多人容易胡思乱想，而胡思乱想最容易导致人的精气神被耗散，在一定程度上也会影响健康。所以养生的时候，御神是非常关键的。

胡思乱想，就是念头多，伤脾胃

我们在胡思乱想的时候，容易念头多，多则乱，乱则执着。而一个人如果真的没有念头，也是很难做到的。比如，有一位禅师看见袁了凡空坐一日没有什么起心动念之后，就觉得他的修为很高。由此也可见，没有念头是最高的一种境界，也是常人做不到的。如何去改变念头多的毛病呢？在解除执着和烦恼的时候，关键的要素就是智慧。这个就要回到我们《内经》的原文了，《内经》说要不时御神，给出的建议是要时不时地反观内心，控制自己的想法。在控制想法的时候，需要考虑多重因素，五脏皆与念头有关，其中与脾胃的关系最为密切。

大脑控制身体，脾胃控制大脑

按照中医的观点，我们的思想并非由大脑所控制，我们的大脑是自由的，随时可能有一些念头出现，那么是什么东西在控制着大脑产生各种念头呢？西医解释说是神经，包括自主神经和非自主神经，这与中医的概念有所不同。

中医说，脾主"意"。什么是"意"呢？心的走向就是"意"，当一个人的心不断地产生想法，就是"意"，而管理着这个"意"的就是脾胃。所以我们要想去除烦恼，最好的方法就是养好脾胃，也可以理解为从自主神经入手，控制运动神经，最后影响一个人意想的产生，这样就能够很好地御神。

御神，关键在睡眠

心为君主之官，神明出焉。心神是很难控制的，比如我们在大街上走着走着，本来没有什么想法的，但是突然闻到臭豆腐的香味，就会想买来尝尝，这个"意"就是随意的，是我们无法预料的。一个人的神，就好比是一只老虎，通常是很难控制的。

如果我们想要很好地控制这个"意"，就必须从睡眠和饮食入手。饮食是从脾胃的角度来说的，只要一个人的脾胃好了，饮食自然也是没问题的，那么身体肯定会好。另外，如果脾胃好，自然睡眠质量也不错，这也就是所谓的控制人的神了，就是御神。

总之一句话，如果想要御神，最好的方法就是不要胡思乱想，关键就是照顾好脾胃和提升睡眠质量。

夫上古圣人之教下也，皆谓之虚邪贼风，避之有时，恬惔虚无，真气从之，精神内守，病安从来……故美其食，任其服，乐其俗，高下不相慕，其民故曰朴。是以嗜欲不能劳其目，淫邪不能惑其心，愚智贤不肖，不惧于物，故合于道。所以能年皆度百岁而动作不衰者，以其德全不危也。

中医为什么那么怕风？生命的真谛是什么？

中医的哲学很有意思，所见即所得，古人看到有水的地方就会有生命，便提出了水是生命的源泉。破坏水环境的是什么呢？是风，是气候的变化。当一个地方常年都有风吹过，那么这个地方就很难长出东西，这里就不是适宜生命的地方。那么风到底发挥着什么样的作用呢？《内经》给出了很好的答案。

肾水是什么之源？水是气之母

在中医哲学之中，我们强调源头，比如中医说气化，气化的源头是什么？是人体的水谷精微，但是如果是大自然的话，气化的源头就不是水谷精微了，而是水，没有水的地方就没有气，就不可能有生物。

所以我们怎么判断一个地方气很足呢？就是看这个地方是否有水，水源充足的话，那么气就很充足，这个时候自然就会生长各种生物。同理，如果一个地方非常的干燥，那么这个地方的气就不足，自然就不会出现各种生物了。

风是水的克星，有风则水不足蓄

当我们在看一个地方是否可以居住的时候，首先考虑的是能不能冬暖夏凉，这样可以保持相对稳定的外环境，对人体的健康非常有利；如果不能保障冬暖夏凉，就很难保障人体外环境的稳定，自然也不会带来健康。

但是保持冬暖夏凉，就需要一个密闭的空间，还需要相对多的水，因为水是常见物质中比热容最高的物质了。当一个地方的气候经常变化，或者风非常大，水蒸发得很快，此时这个地方就会变得很不适合人类居住，这个环境孕育生命的能力就降低了。

古人山居穴处

古代人总结到上述的现象，也使用了一些好的措施来应对，那就是居住在山上。在山上的居所，并不像我们现在在平地之上建立的房屋，而是挖的一个个山洞，古人在洞内居住，这就是所谓的穴居。穴居有一个好处，那就是住的环境实际上是非常的安稳，也很少有风可以吹到洞穴之内。

我们现在无论是去山西，还是去陕西，其实都会发现窑洞住起来真的很舒服，而窑洞一般都是在半山腰，前面有出路，后面有背靠，比现代的框架结构房屋好得太多了。我们回到《内经》的"虚邪贼风""避之有时"，这里面的虚邪，应该是来自山坳的风，低的地方叫作"虚"，高的地方叫作"皋"。贼风与虚邪都是风，但是两码事。

谈到《内经》的"虚邪贼风"，实际上就回到了保护肾气这个核心。这里也能看出，风对养生的重要影响。

健康的状态是真气从之，人是怎么指挥气的运行的？

《内经》里面的一些话很难懂，或者说没有生活阅历的人看不懂，特别是"恬惔虚无，真气从之"，这句话到底表达的是什么意思呢？我们不妨回到古代的语境之中，或者从其他的地方找到旁证来理解。

气到底由谁来指挥？

中医说到气，就已经是到了最基本的概念了，没有什么会比气更基础了，因为我们中医的理论是气的一元论，气就是宇宙的本源。如此这样，气又是由什么来推动的呢？是肾气推动的吗？或者说是肾间动气？这些都是假设，并非我们临床上所观察到的。

气到底是怎么运转的呢？这在《内经》里面有一定的描述，比如"怒则气上"，说明我们的神志其实可以影响气的运转，从这个角度来说，"真气从之"当是人体的元气运行的最基本要素，那么真气从的是什么呢？

先说说如何动气

《孟子·公孙丑章句上》里面有关于养气的说法："既曰'志至焉，气次焉'，又曰'持其志无暴其气'者，何也？曰'志壹则动气，气壹则动志也。今夫蹶者趋者，是气也，而反动其心。'"

我们可以看到，在孟子看来，人体的气是受志向影响的，心志专一就能调动意气，意气专一也能触动心志，所以志向如果专一了，就会作用在一个人的气之中，最终达到影响人体气机升降的效果。

通常情况下，人体气血的运行是平稳的，是有一定规律的。如果一个人精神安逸、不胡思乱想，身体中的真气就能够正常地运行，沿着经络去运转。真气是情志产生的物质基础，但情志又可反作用于真气，这就是常说的"怒伤肝、喜伤心、忧伤肺、思伤脾、恐伤肾"，不当情绪反伤身体的原因所在。

真气从之，是一种常态

当我们看到健康的常态就是"真气从之"的时候，其实会发现原来每个人在大多数的时候都是"真气从之"的状态。如果神与气不和，各种情志活动的强度超过了人体所能承受的正常生理范围，就会使气机紊乱，导致各种疾病的发生。

当我们身体内的真气因神志过，而不能归其经，人就会生病。比如，当我们气滞血瘀的时候，很容易导致腿脚麻痹，这种就有可能进一步发展为中风；当我们的四肢被风湿之邪困着之后，就会有关节疼痛等反应。

而我们能够感觉到身体气的运行，实际上是身体处于一种"恬惔虚无"的状态。"恬惔虚无，真气从之"是一种无欲无求、安然淡定的状态，这也是一种精神境界。如果我们能经常保持这种状态，体内真气则会顺调，畅通无阻，健康无恙。朱熹在解读《大学》的时候就提出了所谓的"虚灵不昧"，人心属于火，最应该达到的就是"虚灵"的状态，如果不虚，就会被遮蔽，最后产生各种毛病。

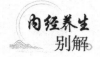

精神为什么需要内守？什么需要发散？

笔者平时的网名叫作敛之，这个网名已经用了将近十年了，其中的道理，是我在看《王阳明全集》的时候才真正悟透的。王阳明常对学生说，人一身收敛是常态，发散是不得已。在王阳明先生的一生中，我们也可以看到，确实如他所讲这样，他这辈子都在讲学，都在平凡中度过，除非到了关键的时刻，他才站出来，才从收敛转为发散。

为什么内敛是常态？人生都是在等机会

其实一个人一辈子大多数时间都是在做准备，都是在重复做一些不太重要的事情，甚至是重复做一件事。真正等到他发挥作用的时候，只有短暂的时刻，而这短暂的时刻就是所谓的"发散"之时。

《内经》里面的养生就是这样的，"精神内守"，当一个人的身体状态是正常的时候，往往可以会心一处，能够聚精会神，而一旦出现了状况，人的精力则是分散的，是难以集中的。

人的精力是有限的，如果不能在一个地方使劲，不能将所有的精力都汇集到一块儿，是很难取得很好的成果的。这就是内敛，但是当某方面的力量真正集聚到一定程度的时候，实际上是可以产生很多外部溢出的，这个时候就是发散的时刻。

精神内守，既是一种智慧，又是一种状态

要达到精神内守，其实关键的还是人体的脏腑气血必须藏起来，而不是时常跑出来。这个时候，五脏和六腑就必须正常运转，不能有问题。比如肝藏血、血舍魂，当我们的肝脏不能藏血的时候，到了晚上就会有"魂"跑出来，跑出来回不去，就会做梦了。

所以做梦是一件比较辛苦的事情，也是精神不内守的一种表现。肺藏魄，当我们的魄不能藏在肺之中，会发现汗毛孔会不由自主地流汗，人体的气血就是这样被消耗了。当我们的思想不集中的时候，其实也是一种消耗，也是不能内守的一种表现。

一个成功的人，往往能够在一件事上做到极致，这个时候就要求他必须是无条件地集中精力来做事，必须在某件事上花费大量的时间和精力，只有做到这种精神内守，才能够获得很高的提升。

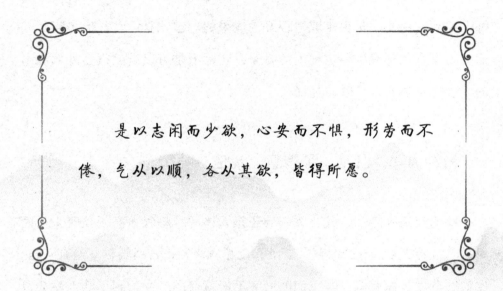

是以志闲而少欲，心安而不惧，形劳而不倦，气从以顺，各从其欲，皆得所愿。

人为什么会疲倦？太忙、太闲都是病？

在现实生活中，我们会发现有些人闲不下来，有的人忙不起来，而且一直都是这种状态。忙不起来的人只要一忙起来，人生就开始"开挂"了，而闲不下来的人，哪天闲下来了，人生也开始"开挂"了。当然，这个时候很容易出现问题，比如一直特别忙的人，突然哪天退休了，便无所事事了，疾病就跟随着来了。

疲倦是一种什么感觉？五脏六腑皆有关

在我们的印象中，很多人累主要是因为体力劳动太多了，所以会觉得累。实际上，累这种感觉，精神上占了很大的部分，甚至说精神上的疲倦才是真的疲倦。如果只是体力跟不上，只需要一顿饭、好好睡一觉，马上就恢复了。但如果是精神上的疲倦，白天就会白天精神不好，做事效率非常低，而且白天还要劳累心神地思考，到了晚上还是睡不着，这个时候就很容易导致极端的疲劳了。

五脏六腑也可导致疲倦，且导致疲倦的可能性有多种。比如，脾胃导致的疲倦，主要是气虚，致四肢运动不起来，结果出现了疲倦，这种人普遍都是不喜欢运动的，久而久之就容易形成臃肿的状态，很多人肥胖实际上就是这种疲倦导致的。

再有一种疲倦，则是因为肝脏导致的。肝脏在人体的情志调节中发挥着非常重要的作用。如果一个人长期处于紧张的状态，那么这个人的身体十有八九都是受不了的，久而久之就会出现困倦的情况，这种问题纯粹是情志层面导致的，而且这种疲倦完全不受思想控制，属于被动的疲倦。

最后一种疲倦则是肾虚导致的。肾虚一般来说就是人体的气血虚到了极端状态，这种情况下，其余的脏腑皆虚。当然，从另外一个角度来看，这些疲倦实际上都是人自身的原因，是人长期的性格导致的，不是一朝一夕形成的。

要避免这些疲倦的状态，《内经》给出了一些建议。

第一点就是"志闲而少欲"。如果一个人的志向太多了，那么这个人就会不断地付出、不断地劳作；但是如果一人没有志向，那他也会比较辛苦，一生浑浑噩噩。人志闲，即志向比较少，如果有一个目标就会不断去努力实现，在这个过程中自然就可以禁欲，所以我们看到很多成功人士，在进步的时候，第一步就是要禁"欲"，这个"欲"就是想法，就是集中精力做一件事，而不是"广撒网"。

第二点则是"心安而不惧"。人类是渺小的，我们面对大自然的时候，会产生敬畏之情。在古代，照明技术没有我们现在这么发达，黑暗也会让人感觉到可怕。诸如此类种种，人心就很难安，就很容易产恐惧。而心志安闲、少有欲望、情绪安定，则没有恐惧和焦虑。

第三点是"形劳而不倦"。这个就是很关键的了。只有在我们调整了精神状态后，劳动才是充满意义的，此时我们再劳作，才不会觉得累。

控制欲望是成功的关键，也是
健康的关键

人在成功的道路上需要控制欲望，在养生过程中也要控制欲望，所谓的控制欲望不是说没有欲望，而是将欲望控制在一定的范围内。但是有的人欲望太多了，想做的事太多了，最后反而将自己的精力分散了。

会心一处，所求皆得

有一种说法，即人生的其中一苦便是"求不得"，内心有欲望，但是这种欲望得不到实现，因此人类内心就会很痛苦，而这些痛苦实际上就是我们负面情绪的来源，负面情绪一多，我们的人生就会充斥各种问题，人体的气机也会受到影响。

所以，《内经》表面上是教我们如何养生，实际上是教我们如何应对世俗的事物，而当我们可以成功应对时，就不会产生过多的负面情绪，也就不会影响身体的健康了。

前面的"志闲而少欲"，就是说人将自己的精力集中在某件事情之上，这个时候就很容易形成合力，能够实现自己希望达到的目标，最后的结果就是"各从其欲，皆得所愿"。

养生破执，需要打破偏见

在绝大多数人的印象中，都是觉得拼事业就会导致身体状态不好，而且一部分拼事业的人之所以身体不健康，就是因为他们打拼的时候劳累过度，这种过度透支导致身体产生不适。所以往往给人一种感觉，那就是健康和事业是对立的。但实际上，事情往往是多方面关联的，一个方面好，则其他方面可能也会很好；一个方面差，那么其他方面也会差。身体的好坏和事业的好坏有时候是互为因果的。

所以，我们在现实生活中，找到一种方法，或者一种方式，通过做好自己的事业，处理好周遭的人际关系，自然而然就可以很好地改善身体状态。同样地，身体状态的改善，也会从某种角度帮助我们打拼事业。

我们在做事的时候，应当深思熟虑，一定要认定了，再花大量的时间和精力去做，实际上这就是一种很好的养生，也是非常好的自我提升的方式。当然，我们肯定不能以此为执念，认为有所付出，一定有所收获，否则如果某天心中的欲望或者目标无法实现，由此所带来的痛苦，对身体的损伤也是很大的。我们可以看到，有些人因为一些执念，会变得萎靡不振，最后精神和身体都垮了。

让朴素的人生能够得到满足

中国文化是一种朴素的文化。中国传统文化中，朴素为美是一种基本的生活观念，文化底蕴是含蓄不张。《解人颐》中有一首讽刺不知足的人的诗，是这么说的：

> 终日奔波只为饥，方才一饱便思衣；
>
> 衣食两般皆俱足，又想娇容美貌妻；
>
> 娶得美妻生下子，恨无田地少根基；
>
> 买到田园多广阔，出入无船少马骑；
>
> 槽头结了骡和马，叹无官职被人欺；
>
> 县丞主簿还嫌小，又要朝中挂紫衣；
>
> 若要世人心里足，除是南柯一梦西。

从这首诗中我们可以看到，人的欲望是无穷无尽的。有的人温饱足矣；有的人不仅要温饱，还要子孙满堂、田宅多多，欲望层出不穷。

对大多数人来说，健康和长寿方面也会有层出不穷的欲望。有的人对健康的要求，可能会停留在某个阶段，比如没有疾病；有的人对健康的欲望非常强烈，比如要活到一百多岁。

《内经》给出的建议是要回归朴实无华的生活。但是关于什么是朴实无华的生活，每个人的定义都不同。

古人求长生的执念

"长生不老"一直是人类的向往追求。在古代，上至君主帝王、下至平民乡野，无不追求长生。中医所追求的是"尽其天年"，认为高质量的生命就是活到天年，或者说中医养生的追求是"尽其天年"。所谓"天年"，就是指人的自然寿命。

《神农本草经》曾记载过能长生的药物，其中很多内容都是关于长生不老的。从某种意义上来说，总想着追求长生不老，这也是一种欲望太重的表现。

从《内经》的本文来说，所谓的"朴"就是只有基本生存的欲望就知足，比如吃饱、穿好，这样自然就可以活得更好。人们无论吃什么食物都觉得甘美，或者随便穿什么衣服也都感到满意，大家遵从自己的风俗习惯，情志愉悦地生活，社会地位无论高低，都互不倾慕，这样的生活才称得上朴实无华。

殊不知，这也降低了人类对于更多需求的欲望，这种方法可以将人类社会带来的负面影响降到最低，古代有一部分人就是采用这样的方式来养生的。

帝曰：人年老而无子者，材力尽邪？将天数然也？

岐伯曰：女子七岁，肾气盛，齿更发长。二七而天癸至，任脉通，太冲脉盛，月事以时下，故有子……

第二个生长周期就是性成熟吗？
性早熟会有什么危害？

性早熟已经成为一个越来越普遍的问题，这个跟饮食习惯、教育背景都是有关的，最关键的还是当代的饮食习惯。引起性早熟的原因有很多，比如营养过多、饮食搭配失衡及饮食结构不合理等。特别是我们当下很多人营养过度，很有可能催发性早熟。

那么，性早熟有什么害处呢？我们可以从古代的习惯中看到其中的一些规律。

古代男子三十而娶，还是官方规定

《周礼》记载："媒氏：下士二人，史二人，徒十人。""媒氏：掌万民之判。凡男女自成名以上，皆书年月日名焉。令男三十而娶，女二十而嫁。"

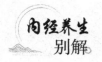

其中一句翻译过来，是男子 30 岁而娶、女子 20 岁而嫁，男女婚嫁年龄的差别还是很大的。跟现在的男子 22 岁、女子 20 岁的适婚年龄相比，古代的规定貌似更加人性化，毕竟人的生长周期在那儿，女子是 28 岁的时候身体最壮实，而男子则是到了 32 岁才算身体最壮实，所以女子 20 岁而嫁、男子 30 岁而娶，算是非常合适的。

女性 14 岁，并不是性成熟

我们在看《内经》的时候，很容易错误地认为，女性到了 14 岁，天癸来了，才可以合和生孩子了。所以女性的性成熟年龄就容易被认为是这个年纪。实际上女性到了 21 岁才算是肾气平均。

这个肾气平均，是一个非常重要的状态，这种状态实际上就是人体的元气分布已经非常合理了，属于自内而外，人体的气都得到了非常好的舒展，所以这个时候也是女性最美的时间段。稍微过了这个年纪，女性肌肉、脂肪含量增多，此时女性的丰满美才会逐渐体现出来。

28 岁，是女性的顶峰

21 岁的年轻女性，因为肾气平均的原因，可以说是从多方面精气神都是最好的，在这种条件下，精力充沛，元气满满，各方面都是较好的。到了 28 岁的时候，女性身体素质到了一生的巅峰状态，而且这一时期，女性的生殖系统、内分泌系统都是最为和谐的阶段，精力也较为旺盛，精气神到达了顶峰，体现出来的是成熟美的状态。

性早熟的危害

关于性早熟的危害，可以从另外一个层面来理解。比如，对比一下早结婚的人与晚结婚的人的区别。在古代，或者旧时一些不发达的地区，有些姑娘十几岁就结婚了。当时社会人口并不多，这样会使得女性结婚的年纪更加提前，为了更快地繁衍下一代。这样的早婚早育，会对女性的身体造成很大的伤害，也容易加速女性的衰老。

而对那些性成熟比较晚的人来说，衰老也来得相对较晚。我们始终应该知道，在人体的功能还没有完全成熟的时候，千万不要过早地，或者过度地使用，不然引发的直接后果就是我们的身体提前进入衰老周期。对女性来说，早婚早育，或者过早性成熟，带来的是人体的提前衰老，是精气神的过早支出。毕竟对人体而言，生长发育都是有着固定的自然规律。性早熟的人群由于生长发育早于常人，所以提前衰老也是正常的现象。

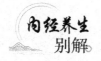
孩子为什么要换牙齿？ 7 ~ 8 岁 为什么是关键期？

《上古天真论》出自《内经》第一篇，是对《内经》创作来源及其特点的补充说明，它自始至终都在讨论着一件事情，那就是天真是什么，以及天真对人体会产生什么样的影响。前期主要是讲如何长生，如何才能少生病，到了后面就直接指出如何繁殖下一代的问题。人类的长生有两种，一种是个体的长生，一种是群体的长生，很显然我们无法实现个体的长生，但是可以实现群体的长生。

说到群体的长生，就必须回到人类生殖的问题，而生殖的决定性因素就是肾气，以及天真。但是，天真在男女身上是有着很大区别的，所以就有了所谓的一七、二七、三七之类的期限。而我们应该关注的是，为什么是男女的第一个周期？因为第一个周期会有非常大的变化，但是从第二个周期开始，变化就不是很大了，即便也有明显的区分。

牙齿和头发，代表的是什么？

大家在看《内经》的时候，很容易一笔带过，而忽略了其中讲到的牙齿和头发，这两样都跟肾气有关，所以当人来到一七（第一个周期），即7岁的时候，就会齿更发长，就是牙齿要更换，头发要长得很长。实际上，牙齿对应的是肾，头发对应的则是肝。

所以我们看一个人如果头发长不出来的时候，一般都是肝胆出了问题，当然在这其中，还有肾气的作用。从五行的生克角度来说，肾气的有无跟牙齿是密切相关的。肾水之后就会生肝木，所以在中医理论之中有"乙癸同源"的说法。

牙齿，很重要

回到牙齿的问题，牙齿的主要成分是钙质，跟骨头相似。牙齿不是骨骼，在这里我们把牙齿比喻为一种"外骨骼"，是在强调它的重要性。在生物进化的过程中，牙齿是和骨骼成分非常相似的一种组织，随着人类的不断进化发展，这种"外骨骼"也是不断进化的。

人之所以不需要像蛇一样，或者像螃蟹一样不断地换壳蜕皮来成长，就是在我们进化的过程中骨骼不断地内化，最后变成了现在的模样。我们的古人在选取生命周期的时候，刚好选择了牙齿，这一"外骨骼"的退换时间。

按照理论推测，我们知道人类的骨骼生长，7 岁的时候是第一个高峰，那么第二个高峰应该是 14 岁，最后一个高峰应该是 21 岁。从这个角度来说，真正的瓜熟蒂落，对女性朋友而言，应该是 21 岁，而不是 14 岁。男性则应该是在 24 岁，才是真正的成熟。

不过，生活经历也告诉我们，男性朋友在 16 岁之后，身高还是会不断增加的，而到了 24 岁的时候，有些人的智齿才长出来，智齿的长出，象征着肾气真的出来了，骨骼真的成形了，此时再要发育，那就比较难了。

随着时间的推移，女性超过 21 岁、男性超过 24 岁，骨骼是不太好发育的，能增加的就只有肌肤了。

头发为什么也是发育的关键？

我们普遍的观点认为，发为血之余，所以头发长出来，其实是气血充足的表现。但是实际上，我们在补血的时候，最多的就是补肝血，很少说是补心血的。所以，我们可以看到，当一个人的疏泄功能不强的时候，就会有掉头发的现象，特别是很多木不及的患者，脱发的现象很明显。

年少时气血充盛，头发茂密且乌黑光亮；年老则气血不足、肾气虚衰，毛发变得枯槁、稀疏且脱落。毛发的生长、荣萎，与精、气、血、脏腑和经络均有关系，其中任何一个环节发生障碍均能致毛发病变。

为什么在初中阶段女孩学习普遍比男孩好？晚来生子好吗？

为什么在初中阶段女孩学习普遍比男孩好？

我们在生活中会发现一个有趣的现象，那就是在初中的时候，女生的成绩会比较好，但是到了高中，男生的成绩会普遍比较好。这种现象出现的原因是什么？那我们就从肾气发展的角度来考虑吧。

人的繁衍发育，是在肾气的推动下进行的，人类的智慧也是在肾气的推动下进步的，所以一个人智力的多少，或者说智力的高低，主要就是看肾气的发展。肾气通于脑气，肾精充足脑力才能充沛，智力才会高，所以一般是越到肾气成熟的时候，智力就越高。

初中生，普遍是 13～15 岁的年纪，这个年龄段对女性来说，正好是成熟的边缘，特别是初三这个关键节点，普遍都是 14 岁了，那么女孩的心智就相对较高，但是男孩的心智此时还是未成熟的阶段。不过到了高中阶段，男性和女性都达到了成熟的阶段，此时男女之间的心智是平等的。

什么时候结婚最好？

前面说的是孩子的读书，实际上对人最关键的有几个事情：读书、事业、结婚、生子。很多人会把事业、结婚、生子，放在一个时间段完成，从而实现所谓的"人生赢家"，但实际上人生是需要分步进行的。按照男性64岁的肾气界限，在1～16岁的这段时间，其实需要做好的就是自我的成长；而到了16～32岁这段时间，应该考虑的是事业，到了32～48岁这段时间，需要好好地经营自己的婚姻，此时一般人会要孩子；然后到了48～64岁这段时间，主要精力放在孩子的培养上。

女性相对应的则是另外的时间段，在1～14岁的这段时间，应该好好地做到自我成长，学习是最重要的；在14～28岁这段时间；则是要把自己的事业、自己的"三观"建立起来；而从28岁开始，则是进入婚姻；在42～56岁这段时间，则是着重在孩子的成长上，这样的人生是较为理想的。

什么时候生孩子最好？

这个话题涉及人的身体发育，以及社会学的内容，大家比较关心的是生孩子的年龄，什么时候生孩子最好？其实这个是有规律可循的，人的一生是从孩子、夫妻、父母、祖父母的不同人生角色走过的。如果我们在自己的角色没有做好的时候就生孩子，很容易使孩子受到不良的影响。所以孩子一般来得晚一些好，这个时候人是比较成熟的，对孩子的社会教育比较好。

我们知道人的肾气都是在发展的，超过一定的年龄，做超出肾气范围的事情，从生理上而言是受不了的。对男性来说，48 岁以后的主要精力是在孩子的培养上，所以生孩子的年龄应该在 40 岁以前；而女性生孩子则是在 34 岁以前，太早不合适，因为太早了，自己的角色都还没有扮演好，很容易把别的角色演杂了。

据有关研究表明，孩子的智力其实是遗传自父母，当父母智力尚未发展成熟，便生育孩子，那么也会影响孩子智力的遗传和发育。所以建议到了肾气成熟的年龄再生孩子，孩子也能遗传父母肾气成熟时的智力，这时候孩子所获得的遗传才相对是好的。

三七，肾气平均，故真牙生而长极。

四七，筋骨坚，发长极，身体盛壮。

五七，阳明脉衰，面始焦，发始堕。

六七，三阳脉衰于上，面皆焦，发始白。

七七，任脉虚，太冲脉衰少，天癸竭，地道不通，故形坏而无子也。

丈夫八岁，肾气实，发长齿更。

二八，肾气盛，天癸至，精气溢泻，阴阳和，故能有子。

三八，肾气平均，筋骨劲强，故真牙生而长极。

四八，筋骨隆盛，肌肉满壮。

五八，肾气衰，发堕齿槁。

六八，阳气衰竭于上，面焦，发鬓颁白。

七八，肝气衰，筋不能动，天癸竭，精少，肾脏衰，形体皆极。

八八，则齿发去。

人是从什么时候开始衰老的？怎样保持不衰老？

大家读《内经》的理由有很多，但是绝大多数都是为了活得更好。活得更好有两个维度，一个是平时少生病，另一个是延长寿命。这两个维度，有的时候相关，有的时候又不存在必然联系，但是有一个目的可以说是大家都期待的，那就是抗衰老，让自己充满活力。

肾气是衡量衰老的"金标准"

怎么样去判断一个人充满活力，或者说怎么样判断一个人已经衰老了呢？从生理的角度来说，衰老就是肾气的衰弱，具体可以表现在两个方面，一个方面是表现在生殖能力上，另一个方面是表现在人的精气神上。从心理学的角度来说，一个人是否衰老，主要还是看他对世界的欲望，是否还存在奋斗的心理状态，是否有一颗不服老的心。

这些在中医看来，可以归结为一个标准，那就是肾气的多少，也就是肾气的盛衰。当一个人肾气充足的时候，实际上就是年富力强的状态；当一个人的肾气衰弱，那就是衰老。人一旦衰老，各种老年性的疾病就出现了。

女子五七，男子五八，衰老开始

民间有一句俗话，"男子四十一朵花，女人四十豆腐渣"，这句话所表达的是男女年龄与相貌之间的差异。实际上，只要保养得好，男女到了 40 岁都还是会非常不错的，只不过男性衰老得没那么早，女性衰老的年龄比男性略早一点而已。

女性到了 28 岁，就到了顶峰阶段了，此时的身体状态处于最好的阶段，过此以往，就会逐渐衰老。从 35 岁开始，人体状态进入了下行通道。男性则在 32 岁达到顶峰阶段，过了 40 岁，则慢慢开始衰老。

所以对大多数女性来说，28 ～ 35 岁这 7 年是最好的年华；对男性来说，32 ～ 40 岁这 8 年是最好的年华，因为这段时间是气血最充足的状态。

女性衰老的表现

我们前面说到，其实女性肾气最旺盛的时间是 28 岁，过了 35 岁就开始衰老了，此时的表现是"阳明脉衰，面始焦，发始堕"。所以我们应该了解到，导致肾气衰的第一步是阳明，是脾胃。要想避免衰老最重要的就是固护胃气。而女性到了 30 岁左右，最容易出现问题的就是脾胃，就是因为脾胃之气太好，导致发福，发福之后就会很快衰老。

为什么发胖会让人衰老？

在中医的理论中，脾胃和肾的特性，其实存在很严重的矛盾。脾胃是喜欢燥的，肾主水，喜欢润。我们用药的时候，健脾胃的都是白术、苍术、茯苓等除湿的药物，但是补肾的都是熟地黄、阿胶等滋润的药物。我们在养生防治衰老的时候，都是在用滋阴的药物。

但是如果脾胃好，脾胃之气就会扼制肾气，导致肾气衰弱，最后引起衰老。所以要想防治衰老，比较好的方法就是维持纤细的身材，只有纤细的身材，才能保证脾胃和肾之间的关系处于一种很好的平衡，肾气才能发挥其抗衰老的作用。

脱发，是衰老的表现

在临床上，我们看到很多内分泌失调的女性朋友，最先出现的问题就是脱发，脱发就意味着衰老，而用现在的医学技术检测，就会发现激素水平出现问题。实际上，我们能看到脱发，就意味着肾气有点虚了。因为肾气虚，肝胆之气就没有了根本，此时也会表现为肝胆不足，秀发就会出现问题。

我们在临床上，一般脱发的治疗效果还是很快、很好的，用一些活经通络的方法，再加上补脾胃、滋补肾气，脱发的现象就可以得到缓解。对女性来说，可以补肾活血齐上阵。普遍出现脱发现象的患者，都有肾虚导致的腰酸、腿脚无力、工作的持续时间不长、月经不调、脾胃不适等问题。笔者给出的治疗方案一般是桂枝、茯苓、白术、丹参、丹皮、陈皮、何首乌、菟丝子、巴戟天、干姜、甘草、黄芩等的搭配。

这个中药方是经过长期的临床实践探索出来的，对于有月经不调的患者，可以起到较好的调节作用；对于经常脱发的女性，也有很好的治疗效果。而且，对于防治女性提前衰老也是有一定效果的。

面始焦，也是衰老的表现

前面说到的女性衰老，其实面始焦也是一种表现，导致的原因还是胃部的问题。面始焦，可以表现为黄褐斑之类的症状，此时我们应该考虑的是滋阴。因为不管是面焦，还是黄褐斑，都是燥气太旺导致的，此时我们应该让人体的湿润之气稍微强一些，这个时候才能恢复到原先年轻的状态。

实际上，过了 35 岁，女性也很容易形成焦躁的性格，在焦躁性格的影响下，很容易产生各种问题。我们古人观察到了这种现象，就发明了好多养生的专门方剂。其中的二至丸，就是治疗这类疾病的方剂之一。

二至丸是补益剂，是以补阴为主的方子，主要由女贞子、旱莲草二味药物组成。主要的作用是补益肝肾、滋阴止血。用来治疗由肝肾阴虚引起的头晕耳鸣、咽干鼻燥、腰膝酸软、月经量多、舌红少苔、脉细数等症状，这些症状都是由肝肾阴虚导致的。

一般饭前服用效果好。因为二至丸是滋阴的，在某种意义上它还可以泻火。所以如果火气不甚，燥气不强，肾阴虚的症状不是很明显，出现四肢厥冷、自汗、舌淡苔白、腹冷痛、大便溏等脾胃虚寒、脾肾阳虚的情况，是不宜服用二至丸的。

如果一个人既有面黄的症状，又有脾胃内虚的症状，可以考虑用二至丸配合其他的方剂，比如用四君子汤加上二至丸治疗。

肾者主水，受五脏六腑之精而藏之，故五脏盛，乃能泻。

今五脏皆衰，筋骨解堕，天癸尽矣，故发鬓白，身体重，行步不正，而无子耳。

白发怎么来的？真的只是跟阳气有关？

前面我们说到女子五七 35 岁、男子五八 40 岁，过了这个年纪，人就开始慢慢衰老了。首先衰老的第一步，就是头发容易脱落，这个时候实际上就是肾气虚了。再接下来，就是头发不仅会慢慢变得少了，而且会变得白了。不管男女，只要是头发白，也表示衰老的始现。

白发是肾气虚，还是肝胆之气虚

我们的白发首先是从两鬓开始的，所以习惯上我们都会觉得是肝胆之气先出现了问题，这个说法对不对呢？经络学说告诉我们，肝胆经的气脉是经过两鬓的，这个地方的肝胆之气最足，所以如果这个地方出现了问题，就是肝胆经出现了问题。

我们还知道，一个人的头发，最能看出生发效果的就是两鬓，不管是"地中海"发型，还是发际线上移，都与肝胆经密切相关。

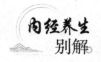

虽然肝胆之气掌握的是头发的生长过程，但是头发的质量如何、头发是否能够长期地长在头上，主要相关的还是肾气。头发的更新换代来得最快，所以有点"风吹草动"，我们就可以发现。白发的产生，自然也是从这个更新换代最快的地方开始的。

所以，在我们看到有"地中海"发型的人时，往往会考虑是肝胆之气出了问题，而实际上出问题的可能是肾气，所以如果我们纯粹地治疗肝胆，只能让头发长得更加得长而已。

肾气，才是头发治疗的关键

在治疗白发的时候，我们首先要考虑的就是肾气是否充足，如果肾气不充足，就会出现白发满头的情况。所以，治疗白发普遍的做法就是补肾，但是与此同时，我们在临床上也会发现一些其他的方法。

人体肾气虚，原因有很多种，所以但凡可以减少人类肾气损耗的方法或者药方，都是可以治疗白发的；但凡能消耗人体肾气的方式，都会加剧白发的生成。

恐惧，会使人产生更多的白发

我们听说过伍子胥一夜生白发的故事。伍子胥长期在压力之下，为急于过关而遭遇急性精神压力，所以一夜之间愁出了白发。伍子胥过关，其实内心充满了恐惧，如果过关不顺利，很容易被抓，只要被抓就会被杀头。在那种环境之下，其内心是一种对死亡的恐惧，他的恐惧程度是非常高的。此时由于恐惧产生的伤害，使得他的白发一夜而生。

《内经》说"恐惧而不解则伤精，精伤则骨酸痿厥，精时自下。"恐惧所产生的不良反应，就是使人的肾精受到很严重的损伤，所以我们想要好好地顾护白发，最好的方式就是保护好肾气，要免于对外界的恐惧。

《内经》说"阳气衰竭于上"，所以会有鬓白的症状，这个从肾气的角度来说，也是合理的。只有当肾气衰了，在人的头顶衰了，白发才会出现。

一个神话传说，造就了一味神奇的中药！

本文我们要介绍一味药，这味药就是我们熟悉的何首乌。这味药本身有很多传说，它也是被我们中医界非常认可的，凡是有头发白的情况，都可以在医师的指导下使用。

在唐代的时候，流传着一个传说。唐代有一个人叫作何首乌，他的祖父叫作能嗣、父名延秀。他祖父能嗣五十八，尚无妻子，服用何首乌七日后思人道，开始有了阳举反应，娶妻连生数子。到了他父亲延秀的时候，也经常服用，且非常长寿。何首乌又续服之，长寿且发犹乌黑，李翱为之立何首乌传。

这个传说很显然有点太过了，但是从某个角度来说，则间接地反映了何首乌的功效。到了明代，有人给嘉靖皇帝献了一个方叫作七宝美髯丹。嘉靖皇帝吃了之后，连生几子，自此之后，何首乌的盛名就传得更加广了。在历史上，明代的皇帝普遍都是子嗣比较少，当时嘉靖皇帝的儿子有 8 人、女儿有 5 人，所以看上去还是很不错的。

七宝美髯丹的做法如下：赤、何首乌各一斤，黑豆拌，九蒸晒；茯苓半斤，乳拌；当归、枸杞、菟丝子各半斤，俱酒浸；牛膝半斤，酒浸。同何首乌蒸至九次。破故纸（补骨脂）四两，炒黑芝麻，共制蜜丸。其间并忌铁器。

从这个方的药物组成，我们可以看出，其作用主要是补肝肾，比如当归补肝血、牛膝补肝肾等。这个方之所以具有治疗白发的效果，其实关键的一点就是从肝肾两个脏腑的角度入手。

何首乌的功效是什么？

在本草之中，对于何首乌有比较详细的记载，其药性是苦坚肾、温补肝、甘益血、涩收敛精气。所以，用何首乌，就是添精益髓，对于那些遗精、肾精亏虚的人有比较好的作用。

此外，何首乌还用来养血祛风（治风先治血，血活则风散）。很多因为干燥导致的肝血亏虚，进而引发瘙痒的患者，我们都可以用何首乌作为治疗的药物，也可以拿它用来外洗。燥邪代表的是金气，金气旺，就会导致肝血虚，这个时候就是内风发动。所以服用何首乌，可以强筋骨、乌髭发（故名首乌），令人有子，为滋补良药。

因为何首乌的作用是滋补、润燥，从而达到气血和，则劳瘦风虚、崩带疮痔、痈肿诸病自已。在古人看来，何首乌无疑是一个非常中和的补肝肾之品，不阴不阳，非常不错。

在使用这款中药的时候，还要注意炮制的方法，不仅仅要九蒸九晒，还要忌猪血、无鳞鱼、莱菔、葱、蒜、铁器。也就是说在服用何首乌的时候，我们要少吃含有血的食品，之所以不能吃这些食物，还是因为血中有铁的成分；再者就是注意避免刺激性的葱和蒜，以及忌用铁器。如果不知道忌讳，乱服用，很有可能会导致不良的后果。

炮制不当，导致肝损

何首乌是一味补肝的药物，但是如果炮制不当，发生化学变化会产生有害的物质，那么对人体的伤害自然就不会小了。何首乌用得不好，会导致肝损伤。所以我们国家的药典也是非常谨慎的，对这味药物的使用有严格的规定。临床上对于这么一味非常好的药物，平时开方也就是6克，量是比较小的。

帝曰：有其年已老，而有子者，何也？

岐伯曰：此其天寿过度，气脉常通，而肾气有余也。此虽有子，男子不过尽八八，女子不过尽七七，而天地之精气皆竭矣。

帝曰：夫道者年皆百数，能有子乎？

岐伯曰：夫道者能却老而全形，身年虽寿，能生子也。

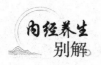

为什么会有天癸绝？是什么导致
人类不能长生？

中医一直说天癸，但是绝大多数的人都认为天癸是女性才有的，事实上男女都有天癸，只是表现不一样而已。比如说，我们看到女性有天癸，主要以月经的形式体现，其实每个月的情绪变化也是天癸的表现。

那么男性呢？从某种意义上来说，天癸就是胡须，如果男性的胡须长不出来了，就说明这个人的天癸其实已经比较虚弱了。

女性的七七之期，男性的八八之会

人类的细胞是不断分裂的，但是分裂也有极限，根据细胞分裂的次数和周期，有人计算出来人类的寿命应当是 120 岁，但是这并不是说我们直到 120 岁，都还有繁殖的能力。在古代，我们的先辈们通过观察，发现男女之间对于天癸的期限是不一样的。

女性一般到了 49 岁就会出现天癸绝的现象，此时卵巢不再产生卵细胞，每月也不再有月经来潮，这就说明孕育能力丧失了。对男性来说，到了 64 岁，就很难产生生殖细胞了，或者生殖细胞的活动能力很差，也在一定程度上说明生殖能力的丧失。

那么，为什么会这样呢？实际上人是一直在衰老的。在我们的细胞内，有一种叫作端粒酶的基因，这个基因的表达就是为了不断地纠正基因缺失或表达错误的地方。当我们的基因缺失了一些碱基的时候，端粒酶就会弥补上；当我们的基因表达错误的时候，也会自动更正。所以，按照这个原理，其实人是可以长生的，基因问题可以一直被纠正，人也就一直不会衰老。

但是为什么还是会衰老呢？其实这就是我们的内环境变化导致的。基因的表达其实也是有选择性的，是在内环境的影响下进行的。影响内环境的，其实有很多因素，比如气候条件、居住习惯、饮食习惯，还有我们的激素水平等。这些往往是牵一发而动全身的。影响基因表达的因素，也是影响人类寿命的因素。人类在不断的探索和实践的过程中，也逐渐选择出了一套可以让我们的细胞表达正常的环境要素。

怎么样才可以长生?

前面我们分析过,为什么人类的细胞会表达失误,会有不好的表现。其实都是环境因素导致的。那么,我们如何来改变这些因素呢?第一是要适应春夏秋冬的风雨阴晴,尽量少逆天而行。第二是选择一个有利于居住的地方,我们现代的人普遍不太在意这些,实际上古代要想健康长寿,选择良好的居住环境是非常关键的,因为环境条件会导致人体发生不同的变化。第三是维持好的人际关系,因为好的人际关系可以给我们一个好的心情,好的心情自然能够引导产生好的体内环境。第四就是时刻维护好人体的内环境,即使身体有些轻微的不适,也要马上用科学的方式去改善,要随时保持人体的阴阳平衡。

转基因可以让人长寿吗？衡量转基因的尺度是什么？

前面我们说到主食的时候，其实有不少读者都会有疑问，主食那么难得，我们现代人为什么还在转基因，转基因到底好不好？我们不妨从中医的角度来进行分析，特别是从《上古天真论》的角度加以分析。

转基因的种类

所有的转基因，其实可以分为两类，一类是线粒体转基因或者叶绿体转基因，还有一类则是染色体转基因，两者之间存在着非常大的区别。线粒体转基因或者叶绿体转基因是不能稳定遗传的，也就是说在遗传了一代之后，他们的后代有的可以遗传到该基因，有的是不能遗传到该基因的，所以这种转基因是很不稳定的。

还有一类就是染色体转基因，这种转基因是在染色体内剪切植入某种基因，最终导致植物的性能发生很大的改变。比如我们在农业种植中，有的转基因是为了使农作物获得抗寒基因，有的是为了获得抗旱基因，有的是获得抗盐碱地基因，有的是获得抗虫基因，还有的是获得抗倒伏基因，这些基因都是为了使植物的生命力更加顽强，产量得以大幅度提升。

衡量转基因的尺度是什么？

在判定转基因好坏的时候，我们需要从生命的尺度来考虑，因为现代研究都是从微观的角度出发，但这种微观的角度是不全面的。比如，我们知道抗旱的水稻，可以在很多的地方种植，在实验的时候，水稻也是无害的，但是如果这种水稻持续吃上五十年，对人体的影响是怎样的呢？那就没有人知道了，这就是我们所说的食物的一个特殊性。

其实判断食物是否对人体有利，在中国的哲学体系之中，一直有一个标准，那就是水，这个水是五行之水，也是环境之水，我们判断转基因的好处或者坏处，也应该从环境的角度加以考虑，或者说应该从五行的角度加以分析。

补肾，补津液，才是生命的保障

在《上古天真论》之中，女子从 7 岁到 56 岁、男子从 8 岁到 64 岁所有的生命现象的表现，都是肾气的展示，可以说一个人肾气的强弱决定了他这一生的生命轨迹。为什么会这样呢？正如"肾者主水，受五脏六腑之精而藏之"。所以我们看这个食物到底能不能维持人类的生命，能不能成为使我们长寿的食粮，就看其是否对肾水有很好的作用，能否补肾精了。

水是生命之源，我们选择居住的地方也是河流旁边，凡是有河流的地方，都会聚集一群人，产生相应的社会属性，逐渐就会发展为城市，这就是水系的作用。在医学上，我们的概念也是将水当作气之母，没有水就没有气，所以中医的气一元论的基础其实是水为生命之源。

旱地生长的植物的特点是什么？

既然水是生命之源，那么我们就应该了解到，生长在不同地方的植物，它们的习性是不一样的，对水的喜好也是不一样的。一般来说，干旱地区的植物，虽然不喜欢水，但是也离不开水，所以它们保持水的能力就比较强。比如，我们知道的肉苁蓉、甘草之类的植物，都是在沙漠地带生长的，它们所能适应的环境是比较干旱的，自身保持水分的能力也是超级强的。我们会用这样的中药来保持体内的水分，比如甘草最重要的作用，其实并不是解毒，而是陈修园所谓的"存精液"。

《伤寒论》的绝大多数方剂都有甘草，其中一个关键的要素就是甘草可以存精液，这种作用可以保持人体的水液代谢正常。有的时候，我们不但会用甘草，还会用大枣。大枣实际上也有一定的保持水液的功能，从生活习性上来说，枣树也是生长在比较干旱的地带的。

同理，我们可以发现，生长在水中的植物，它们的果实或者根茎叶都有利尿的作用，都具有比较好的疏通功能，比如我们熟悉的泽泻，是强效利尿药，它就生长在水中。当然，我们用这种生活习性的分析法来分析植物的药效，并不一定是百分之百准确的，但是仍有一定的参考价值，这个是我们中医药本草学的一个很重要的观点。

我们翻阅古代的本草书籍，其实都会发现那些喜欢讲道理的书籍都会以生活的习性来分析药物为什么会有这等效果，在这种五行生克制化的理论框架下，解释不同的药物的功效，看起来还是比较具有中医特点的。

水稻的习性和药性

水稻主要是生长在水田里，大多数情况下其生长是需要有水的环境的，所以在这种条件下，水稻的排水能力很强，我们只要好好地吃点大米，就会发现比吃馒头等面食的时候，小便量多了很多，正是因为大米的这种作用，即可以祛除体内的水分，所以南方人其实很难长胖。

而水稻又是以生长在秋季为主，中医认为其得了金秋之气，所以也有一个肃杀的功能，能够补肺气，肺金可以生水。从这个角度来说，水稻不仅健脾胃，还可以补肺气。那么，在这种情况下，如果我们再加强其抗旱的功能，实际上就是降低其排水的能力，此时的转基因大米就没有那么好的排水功效了。

当然，从另外一个角度来看，我们说植物多籽，则吃进去之后，人类也会多子，比如我们熟悉的五子衍宗丸，就是取的这个象。但是有些转基因植物，很多情况下都是一代二终，第二代就不行了。从这个角度来说，人类长期食用就有很大的隐患了。

当然，我们的推导是按照古人的理念来的，这属于推测之谈，具体的情况，我们还需要不断地实践。对于转基因食物，还有很多问题值得探索。

中古之时，有至人者，淳德全道，和于阴阳，调于四时，去世离俗，积精全神，游行天地之间，视听八远之外，此盖益其寿命而强者也，亦归于真人。

其次有圣人者，处天地之和，从八风之理，适嗜欲于世俗之间，无恚嗔之心，行不欲离于世，被服章，举不欲观于俗，外不劳形于事，内无思想之患，以恬愉为务，以自得为功，形体不敝，精神不散，亦可以百数。

其次有贤人者，法则天地，象似日月，辨列星辰，逆从阴阳，分别四时，将从上古合同于道，亦可使益寿而有极时。

《内经》的圣人，才是养生的最高境界

《内经》中关于真人的养生方式，其实是我们很难达到的，或者说是我们无法模仿的。而退而求其次的是至人，其实也是掌握了宇宙之道的人，他们是类似于张良的人物，对于人世间的世俗已经没有了牵绊。

第三个层次的就是圣人的境界了，圣人的境界是什么样的？《内经》告诉我们，他们可以融入到这个世俗的世界之中，对于世俗人的喜恶，他们可以很好地适应，可以处天地之和、从八风之理，这种状态下的人，也可以活一百岁。

实际上，我们应该知道，人体的脏腑之气跟疾病是有对应关系的，不同的脏腑对应着不同的人伦关系，而圣人就是非常善于处理人伦关系的。所以对一般人来说，圣人的养生之道才是适合我们的养生学，因为我们的疾病有一半以上都是因情志导致的。所谓的情志毛病，都是因为人与人之间的相处出了问题。

何谓和？

我们知道儒家讲究的就是圣人之道，这个圣人之道就是中和。而所谓的中，就是喜怒哀乐之未发，就叫作中；发而皆中节，就是和。所以儒家不是教我们没有喜怒哀乐，而是让我们要有喜怒哀乐，但是要有节奏和节制。

所以从这个角度来说，儒家讲究的是和。《内经》定义圣人的时候，就用了一个"处天地之和"。儒家的天是有风寒暑湿燥火的更替，人情也有冷暖，但是在为人处世上，儒家的圣人可以戒掉那些多余的欲望，可以不生气、不嫉妒，这样就可以情志和缓。

以自得为功

在圣人的行为之中，一个非常关键的是"以自得为功"，这个就是孟子一直提倡的"万物皆备于我矣，反身而诚，乐莫大焉"，也就是说我们的圣人修炼品性，就是要找到本身拥有的特质，将这些特质发挥到极致，自然而然就是圣人了。

如何才能过目不忘、精神不散？
这种养生，你知道吗？

我们一直希望获得一种特殊的功能，那就是过目不忘，或者是学习不会累，可以一直学下去，但是事实上，这种状态是很难达到的。我们普通人一般是学习一段时间之后，就会感到非常累，而且在学习的时候，普遍也是前面十几分钟的效率很高，然后到了后面，效率会越来越低。

那么怎么突破这个学习的困境呢？《内经》其实给出了一个非常好的解决方案，即我们可以用其中的观念来指导学习，提升我们的学习能力。

肾气足，是学习的关键

笔者在读大学的时候，有一段时间学习非常认真，主要是背诵一些经典，还有看一些书籍。在看书的时候，高度集中精力，那个时候记忆力也非常好，但是仍然出现了一个非常严重的问题，那就是明显感觉脚下无力了，感觉身体上头重脚轻了。

后来，我又仔细观察了我们一个非常厉害的老师，他主要是能记诵各种古代典籍，脑子里基本上都是各种经典内容。他在走路的时候，也是像脚底踩了棉花，感觉有点头重脚轻。

所以从这个角度来说，我们想要过目不忘，需要始终关心肾气是否充足。肾功能的强弱，是我们学习时候最基础的保障，毕竟不管是学习理科还是文科，都需要以记忆作为最基础的能力。

脾胃和，是集中注意力的关键

在学习的时候，需要集中注意力，这个关键就在于脾胃。肾的强弱发挥的作用是保持学习持续时间的长短，但是脾胃的强弱则是关系到能不能集中注意力，这两者需要搭配着来，不然的话很难获得我们想要的结果。

在现代社会，幽门螺旋杆菌感染的发病率还是比较高的，这会影响脾胃功能。很多人也会有中焦脾胃的问题，只要脾胃有问题，这个人的

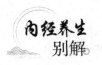

思想就难以集中起来，就会时不时地开小差。

外不劳形于事，内无思想之患

其实如何能够做到一边用脑，一边还不觉得累呢？很简单，那就是保护好自己的肾气，然后固护好自己的脾胃，这样才可以集中精力，才能够拥有持久的学习力，并且不会被长时间的学习所拖累。

与此同时，需要调剂好脑力劳动和体力劳动之间的分配。在脑力劳动时间太久的情况下，抽出一定的时间来从事体力劳动，使两者之间达到动态平衡，此时就可以做到《内经》所推崇的理想的状态了。

动静之间的结合，劳逸之间的结合，最后能够达到的状态才是所谓的"精神不散"。其实，我们经常关注身边人的工作状态，在一条主线的情况下，一般很难劳累过度，但是如果是多线条的开工，那么身体就很容易达到饱和状态。

第二章
四气调神大论讲了什么

　　春三月，此谓发陈。天地俱生，万物以荣，夜卧早起，广步于庭，被发缓形，以使志生，生而勿杀，予而勿夺，赏而勿罚，此春气之应养生之道也。逆之则伤肝，夏为寒变，奉长者少。

春天养生主要看脾胃？为什么春季肝胆病多发？

春天来临，一般都是充满了温暖的气息，这个时候绝大多数的生物都开始生发，都开始有了生机，这就是大自然给予人类和社会的生机。在我们普遍的认知之中，春天是属于木的，所以春季木旺，此时最容易导致的问题就是我们熟悉的脾胃问题，所以春季来临，脾胃疾病开始增多。

春季脾胃弱

对绝大多数人来说，春季确实是脾胃疾病多发的季节，不管是从四季五行的角度，还是从六气的角度，都有这个规律。从四季五行的角度来看，春季属木，这个木克制脾胃的功力是很大的，所以脾胃虚弱。从六气的角度来说，春季一般都是厥阴风木主事，也是克制脾胃的主要季

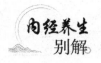

节，所以脾胃疾病会很高发。

但是，从另外一个角度来说，即从五运的角度来看，每年的春季都是木，但是为什么会有肝胆疾病多发呢？我们在读《内经》的时候，经常会碰见很多难以解释的问题，以前读书，都是不求甚解，反正知道春季脾胃疾病多发就是了，至于为什么肝胆疾病也多发，那就不明就里了。

实际上，肝胆疾病的多发，也是春季的一个特点，只是这个疾病的发病与脾胃疾病的发病，不是一个前提条件，它们之间有着很大的差别。这就要回到我们五运六气之中的五运太少。因为五运太少，决定了春季木的旺衰，才会有脾胃疾病或者肝胆疾病的暴发。

春季肝胆疾病暴发

在某些年份，具体来说，就是每年的第一步运是木不及，那么就会有肝胆问题存在，比如胆结石发作，或者是胆囊炎发作，表现出来的症状有呕吐、想吐等。

在中医的基础理论之中，春季脾胃病多发，春季风温多发是很常见的，但是至于肝胆病多发，就很少有理论涉及了。所以我们这篇文章的意义，就是要说明白，为什么春季会出现肝胆疾病，为什么会出现相火上炎。

春季的肝胆疾病，一般伴随着春天的倒春寒现象，只要是倒春寒，实际上就会有人想呕吐，会出现柴胡汤证，为什么？以我们现代的理论，会说这是因为少阳相火上炎，教科书之中的理论是春天木旺，木会生火，所以相火上炎。实际上是不是少阳相火呢？怎么解释呢？

在倒春寒条件下，实际上木是不旺的，是处于弱势的状态，此时我们再说木生火，其实是不合适的。这个时候就是因为木不及的主运，气候不利于肝胆的升清，所以"中清之腑"就不能发挥作用，不能清除体内的杂质，就会有"相火上炎"的现象出现，所以遇见这种情况，我们需要着重从清肝胆的角度加以考虑，加以治疗。

木不及，还有木太过，在外感疾病上会有什么差别呢？暖春和寒春，从养生的角度来说，有什么需要注意的呢？我们下文将分情况进行讨论。

春天为什么要升清？这样有利于身体健康！

民间有句谚语："春吃芽、夏吃瓜、秋吃果、冬吃根"。这句话对现代医学来说，可能会觉得毫无根据，但是对中医药学来说，是非常重要的，为什么？因为中医药学重视的是气，不是质；但是现代医学重视的是质，不是气，所以会有这样的差别。

为什么春天吃芽？

春天是万物发芽的季节，这个时间段内，大自然最多的就是各种花芽，所以花芽很重要。春天其实充满了生发之气，我们的身体也在感受着天地之间的生发之气，此时我们应该注重气候的变化。

吃芽，其实就是等于获得了天地之间的某种加持，好比我们生物之中的催化酶，或者是化学所说的催化剂，能够促使人类的气机发生变化，能够升提起来。在通常情况下，春季来临之后，天地之间的气就在变化，就有了升清的气机。

但是当某年的春天如果有倒春寒（我们在南方可以观察到立春左右的时候，整个气候很冷，甚至下雪，那么我们基本就可以判断是倒春寒了），这种情况之下，天地之间的升清之气是不足的，我们要做好准备来应对，那么这个时候会有什么问题呢？

春季出水痘

在春季来临的时候，很多小朋友都会出水痘，但是这种水痘并不是那么好治疗的。有的可以自然地发出来，有的因为自身的气血不足，就很难出来，甚至会导致肾炎之类的很难医治的疾病。为什么水痘出不来呢？其中一个关键就是天地之间的升清之气不足，所以也会有水痘发不出来的现象。

我们的古人也观察到了这种现象，所以设计了专门的方剂针对这些疾病。比如，出现倒春寒的情况，如果感冒，或者水痘出不来，我们古人设计出来了葛根汤，它就是一个非常好的方剂。除此之外，在治疗外感疾病的时候，也有其他专门的方剂。

柴胡很重要，葛根也需要

在学习经方入神的时候，笔者曾经觉得张仲景的经方就是完美无缺的，但是后来慢慢发现，后世的很多时方在特定的时空范围内的疗效比经方还要好。一开始我百思不得其解，而且完全无法灵活地运用时方，因为我们平时用经方时，对其每一味药都有着非常深刻的了解，甚至对每一味药的用药指标也是明明白白的。

时方有一些是治疗外感疾病的方剂，在其中会加入葛根、柴胡、升麻等药物，陈修园为此一直在批判后世的医家胡乱发明，并加以指摘。一开始我受陈修园的影响，也认为没必要如此，但直到后来用了一些时方治疗感冒比经方效果好之后，才明白其中的道理。

在李东垣的《药性赋》之中，有所谓的"疗肌解表，干葛先而柴胡次之"。为什么在发表的时候需要柴胡、干葛呢？其实，原因就在于春季的时候，气候温度不够，春升不足，此时的肝胆疏泻功能弱，需要加强疏泻的功能使然。

春天宜养肝。夏天为什么会寒变，出现心火衰弱症状？

在中医理论中，很多问题的逻辑很难懂的，所以我们刚开始学习中医的时候，很难理解其中的内容，甚至完全理解错误。下面我们就从《四气调神大论》的一句话来说，这句话给我们一个很好的提示，怎么去理解《内经》里面的话术。

逆之则伤肝，是什么意思？

我们知道，五脏出现问题都是有特定的时间的，春天如果肝胆受伤了，那么这一年中五运的主运肯定是木不及，导致金来克木，此时的肝胆很容易出问题；除了春天很容易伤肝外，秋季也是容易伤肝的季节，所以这两个季节都是我们要好好顾护肝胆的时间。

春天什么情况下会伤肝呢？实际上，就是木不及的寒春，当出现了倒春寒的时候，一般来说就是"逆之则伤肝"这个现象了。那么，如果春天伤了肝，是不是就代表着夏天的心火也会出现问题呢？

按照我们的普遍认知理论，一定是这样的，一个人的肝虚了，自然不能生火、不能生土，也不会生金，更不会生水。这样就会出现一虚则百虚。但是，五行的框架其实不是在讲虚实，而是在讲平衡，如果一个力量虚了，其余的力量其实是有虚有实的，这样调整才能彻底地变平衡。

没有明白这一点，绝大多数人的理解都是错误的，所以我们必须首先从另外一个角度来理解，春天肝木不及，从相对应的时间上来说，夏天的火就会太过，所以夏季应该是热变，而不是寒变。

但是，在同一时空范围内，如果肝胆虚了，那么人体的心火也会虚，我们看到这句话的时候，应该知道，《四气调神大论》其实讲的是同一时空范围内的五行五脏的相互关系。

夏天寒变，原因是春季脾胃受伤

实际上，夏天如果出现了寒变的情况，就代表着气候是寒冷的，这个时候才是"奉长者少"，才会有夏季阴寒性的疾病高发。从夏季的气候寒冷这个条件，通过我们熟悉的五运六气的太少相生原则，其实很容易推导出来，春天是比较暖的，也就是木太过的主运，这种条件下很容易导致脾胃内虚，就是脾胃受到木的克制。

另外，我们临床的观察也发现，其实脾胃的运化失常，才是导致人体阳气流失的根本原因。当春天经过长期的腹泻，或者腹痛之后，阳气的生化之源受到了损伤，最后导致的是夏季心脏病的发作，或者是阴寒性的疾病的发作。

倒春寒条件下，该如何养生？

实际上，中医所谓的治未病，就是治疗未来时空范围内的疾病，所以未来人体的疾病是什么，不是由我们人体单一决定的，而是由时间及空间来决定的，这样就需要我们提前未雨绸缪。比如说，在倒春寒的条件下，普遍都会有肝胆问题，此时一定会在夏天带来上火的情况，所以春天的养生我们除了护肝外，还要考虑夏天上火的问题，夏天的火气太旺。

春天生发之气不足，那么我们就可以多吃芽类食物，多吃绿色食物，甚至吃一些可以疏肝理气的药物或者食疗产品。

夏天为什么要出汗，你了解出汗的机制吗？

在中医的诊断之中，出汗是一个非常重要的现象，因为出汗其实不是一个简单的过程，而是有一套非常复杂的程序。出汗不仅仅是人体津液的一种流露，更是判断寒热的方法，还是确定一个人的气机是否流畅的标准。

汗为心之液，夏季其应也

在《四气调神大论》中，有一句话很重要，即"使气得泻"。为什么要让气泻出来？气泻出来又有什么表现？其实是因为夏季是心脏所住，汗液就是心脏之液，是否有汗液代表的是心脏功能的好坏，是夏季的"养长之道"是否合理流露的体现。

汗液是津液的一种表现

夏季要出汗，其实就是表面人体的津液充足。如果一个人的津液不足，是很难出汗的，或者说出汗之后，人体的正气就不足了，很容易生病。反过来，只要能够好好地出汗，实际上就是这个人的身体功能正常的表现，是津液充足的表现。

出汗，说明心火旺

一个人不管是冬季还是夏季，如果经常出汗，代表的是这个人心火很旺。如果出汗的过程太过激烈，导致了心液消耗太过，就会生病。同时，如果一人的心火不旺，体寒非常明显，则很难出汗。

有不少肾阳虚的患者，不但冬季不会出汗，就连大夏天都很难出汗，所以我们通常也可以根据汗液的多少，还有出汗的时间，判断这个人是体寒还是体热。而在治疗疾病的时候，或者养生的时候，汗液也是一个很好的衡量标尺，当一个人不出汗的时候，就要通过运动，或者吃一些扶阳的药物，促使体内的汗液流出来，当一个人出汗很多的时候，就要通过泻心火、补气、除湿的方式，来止汗。

所以我们在理解《四气调神大论》的"此夏气之应，养长之道"这句话的时候就应该明白，它所说的内容实际上是结果，而不一定是原因。我们如果要全面地认识这个事物，就要看到结果背后的原因，或者说结果背后的生理病理机制。

夏季出汗是正常，冬季出汗是病态

真正理解了《内经》的这句话，就很容易判断一个人的"长气"是否充足、是否恰当了。每当夏季来临的时候，因为气温高，人体的"长气"就自然地表现出来了，但是"长气"同时也在耗散人体的津液，所以也要控制住。

如果一个人到了冬季，不管是什么原因，还是不断地出汗，自汗也好、盗汗也好，其实都是心火上炎的表现，都是"长气"的表现。其实，包括秋季，如果出汗太过，也是一种"长气"太过的表现，对肺经来说都是不小的损伤。

为什么湿气重很容易出汗，这是由长气引起的吗？

在现实生活中，出汗的原因有很多种。比如，有的是实热造成的，这个时候只要好好地泻火，汗出的情形就会减轻，如吃一些寒凉的食物；有的是湿热，这种情况我们普遍只需要燥湿，或者利尿就好了，如吃一些利尿的食物、除湿的菜品；有的是气虚，因为气虚导致的体内湿气重，然后才是出汗；有的是阴虚，阴虚火旺，自然就出汗多了；还有的是由外感疾病导致的，因为风气比较旺盛，导致疏泻太过，自己不由自主地出汗。所以，出汗虽然是一个看似简单的事情，但是究其原因还是有很多种情形的。

为什么长夏季节也会出汗？

我们看到《四气调神大论》里面有"生长收藏"，唯独缺一个"化"，所以从五行的角度来说是不对的，因为长夏季节缺失了，我们还可以在夏季养长中，找到长夏的养生方法。夏季要多出点汗，人才会舒服，才是心火没有问题的表现。

同样地，长夏季节其实也是需要出汗的。我们可以看到，长夏季节从时间上来看，通常是从七月初一直到九月份，这段时间其实还是很热的，但是一到真正的秋季，气候就开始凉下来了，就开始不出汗了。

所以，从这个角度来说，长夏的化气，也应该要出汗，这也可以解释为什么有的时候实热出汗厉害，有的时候湿热出汗厉害。在六气之中，长夏对应的是湿气，夏季对应的是暑气，而暑气也包含了火气、湿气，还有热气。

化气与火气，哪个有利于生长？

华英成秀，所谓的"华"就是开花，就是万物都开花了。但是开花了会有两种结果，一种结果是花开了，好看但是没有结果，这就是英；还有一种结果就是秀，什么是"秀"呢？就是不仅开花了，还结了果，能够看见了。

一个植物真正地成长，是因为"华英成秀"，实际上，就已经包括了所谓的化气，就已经把大自然的异我的东西转化成了"我"。这就好比我们有人会去钓鱼，如果这条鱼是夏季抓上来的，那么经过烹调之后，鱼肉是很少的；但是，立秋之后，即中医所谓的"化气"之后，钓上来同样斤两的鱼儿，做出来的菜品，就明显会有更多的鱼肉。

所以，其实长气就有点像我们现代科学所谓的将自由水转化为结合水，把不属于我们的东西转化成了我们体内之物。

其实通过这句话，我们也可以很好地理解，为什么夏季跟春季一样，都是减肥的大好时机。因为夏季是一个非常好的除湿的机会，不管是大小便的排泄，还是皮肤的出汗过程，都是排出体内杂质的好机会。

夏三月，此谓蕃秀。天地气交，万物华实，夜卧早起，无厌于日，使志无怒，使华英成秀，使气得泄，若所爱在外，此夏气之应养长之道也。逆之则伤心，秋为痎疟，奉收者少，冬至重病。

夏天气温低，为什么会导致秋季的
发烧难愈？

前面我们花了很多笔墨在解读《四气调神大论》，它是按照汉代的四象分法，将一年的四季分成了四象，而不是按照后世的五运分法。所以我们在理解的时候，需要知道夏季的养长之道和长夏季节的化气之道，然后才能推出秋季的收之道。

夏季气温低，逆之则伤心

在夏季的养生过程中，我们普遍比较注意夏季的高温，还有高温带来的湿热之气的问题，所以每当夏季来临的时候，不少人会出现上火的现象。上火，是因为夏季属于火，火会克制肺经，肺与大肠相表里，这样就会导致便秘现象的出现，便秘出现，我们就要考虑是否已经上火了。

夏季上火喝什么茶?

在夏季出现便秘的时候,我们要提防上火,可以考虑喝一些茶,比如陈皮茶。陈皮茶是一种非常好的理气茶饮,它可以调理人体的气机,使之通畅,自然就不会上火了。除此之外,我们还可以吃一些治风热感冒之类的药物,或者如麻杏石甘颗粒之类的清肺热、解除便秘的药物。

在吃这些茶饮的时候,实际上还能够减轻每年夏季带来的皮肤问题,比如湿疹之类的。但是湿疹与上火其实是两码事,因为上火只需要泻火就可以了,但是湿疹不仅仅要泻火,还需要除湿,不然的话很难获得疗效。

逆之,则寒甚

我们在前面所说的都是夏季的常,实际上夏季有一半的时间气温是比较低的,这个时候不应该出现这类上火的现象,反而容易出现一些寒气加重,或心脏问题的症状,这个就是所谓的"逆之则伤心",最后还会导致秋季来临的时候出现"疟"病。

什么是"疟"病呢?其实《说文解字》中说"寒热病也"。所谓的疟病,其实是我们现代的肺部感染,这类疾病是很难治愈的,会反复发作,反复用药才能好，这个反复就是所谓的"疟"。

这个逻辑是怎么来的，实际上还是要回归我们古代的太少相生规律，当夏季是以凉为主的时候，紧接着的长夏季节，就是土太过，土太过其实就是我们的湿热之气太旺，此时就应该考虑清热，但是到了深秋季节，就会出现秋老虎，会出现相对较热的气候。

我们从夏季的寒凉，推导出长夏的湿热，再推导出秋季的秋老虎，然后从五行的角度来说，就是金不及。金不及自然就会受到火的抑制，所以这种情况之下，肺部疾病会非常多。所以，我们需要提前预防。而这种情况之下，很多人的肺部感染都会发展成肺炎。肺炎其实就是一种寒热疾病，一时半会儿很难治好，需要悉心照顾，需要反复地清热、健脾胃等。

出现"秋老虎"的时候，我们其实还要与夏季反其道而行之，因为夏季寒气重，我们需要用一些温阳的药物，但是到了秋季，就是火气旺，就是秋老虎，此时就应该用一些清热的药物，或者清热的食物。

在农村，秋季的"秋老虎"很容易导致痢疾，也会导致肺部疾病，我们用来预防肠胃疾病的方法就是多吃一些苦瓜、马齿苋，这类食物可以很好地改善一个人的身体状态。

秋三月，此谓容平。天气以急，地气以明，早卧早起，与鸡俱兴，使志安宁，以缓秋刑，收敛神气，使秋气平，无外其志，使肺气清，此秋气之应养收之道也。逆之则伤肺，冬为飧泄，奉藏者少。

秋季得肺炎，冬季就容易得脾胃病，而且还是完谷不化！

在我们继续解读《四气调神大论》之前，先来看看《伤寒论》之中关于"四逆汤"的相关条文，会发现导致完谷不化的条件可能是两个。一种是当我们出现肺部问题之后，就是外感疾病出现了，然后我们用了大量的发汗药物，导致汗出太过，人体的阳气非常虚，此时就容易导致出现四逆汤证。还有一种可能就是当我们用了如大承气汤之类的寒凉之药后，也会形成四逆汤证。

出汗太过，泻下太过，都是肺经不及的一种治法

《内经》中说"逆之则伤肺，冬为飧泄"，如果秋天的肃杀之气不足，就会得肺病，肺金被火所克，形成了金不及的象。而针对这些情况，我们在临床上其实处理的方法就是清肺热、发汗，或者是从泻下的角度泻热。

说到底，人类的治疗作用，其实都是"替天行道"。如果我们秋季不好好治疗，等到了冬季，大自然就会有自己的纠偏方式。秋天不是金不及吗？那好，冬季来临的时候，就要让寒凉来针对火气了。

理解治法，应对疾病治疗

当我们明白了中医的所有治法，就能很好地推测气候变化对身体的影响，以及根据气候的变化，或者说是以太少相生的规律，来应对疾病的治疗。

有春天的倒春寒，一定会有夏天的热火朝天，因为春天的身体寒气重，我们需要温阳，需要提升气机；若是暖春，则很容易导致上火，所以我们应该用一些泻热的药物或者食物。但是之后往往会有一个比较寒凉的气候，所以只要我们的身体可以，自身是可以有一定的疾病自愈能力的。

秋季患肺病，冬季容易寒气内伤

回过头来说，秋季如果真的收藏不及时，那么冬季迎来的自然就是寒冬，此时最大的问题就是阴寒性的疾病会暴发。暴发之后，人体的反应就是腹泻，这种腹泻就好比高烧之后，我们用大量的药物发汗，最终导致了阳虚的四逆汤证；或者是大实热条件下，我们用了大量的承气汤，泻下太过，留下了一个下利清谷的四逆汤证。

《四气调神大论》说的一个核心内容，其实不是调神，而是最后一段文字的核心，那就是"圣人不治已病，治未病；不治已乱，治未乱"。我们很多人没有看透这篇文字的意思，所以就会在其他的文字上做文章。

所以，《四气调神大论》的核心思想其实是治未病，而治未病的关键就在于四气调神，就在于提前知道气候的变化规律，知道这个"无形之手"的安排。不过，《四气调神大论》只是揭示了一部分内容，我们这系列文章就是要揭示《内经》中一些篇章的重要内容。比如，为什么秋季就是逆之，不会顺之？顺之也会出现问题，这个问题就是肝胆的问题，而到了冬季也一样会有其他问题出现。

秋季暴发了肝病，冬季易发生流行性感冒或者瘟疫！

前面是解读《四气调神大论》之中的"逆之伤肺"，这种一般是"秋老虎"的时候出现，还有的时候却是肃杀之气很旺，就不是逆之了，而是完全的顺之，那么这种秋季什么疾病会多发呢？我们又该如何调神呢？

肃杀之气太旺，则肝胆受伤

秋季本身就是肃杀之气重的时候，对外行来说，每年的秋季都是一样的，但是在五运六气的框架之下，是需要考虑化气的，化气之后的秋季，就有所谓的太过不及，就有所谓的主客气的差别。

那么，从另外一个角度来说，到了秋季如果肃杀之气很旺盛，就会有肝胆的问题，这种问题在《温病条辨》之中就叫作秋呆子，就是当我们遇见了秋季金很旺，克制了肝胆之木，表现为黄疸之类的疾病的时候，就会变为秋呆子。

冬季自然就会有流感

我们前面说了，《四气调神大论》的核心思想，其实就是告诉我们如何调神，如果提前做好准备，这样治疗疾病，就可以达到治疗未病的效果。如果我们看到某个秋季，大家都出现了肝胆气郁的现象，或者出现了肝胆疾病流行，甚至自己也感觉胸胁苦满了，那么我们除在此时要疏肝理气、除湿化湿之外，还应该想到不久的将来会有流感出现。

为何说秋季肝胆受伤，冬季就会出现流感？

秋季本身是肃杀之气太过，那么补偏救弊，就在冬季来点水不及，就是温度相对较高。那么，到了冬季其实就会有流行性疾病出现，传染性的疾病也容易高发。

从五运的太少不及来考虑，其实秋季就是金太过，自然可以推导冬季就是水不及，水不及的气候条件下，不管是客运为何，主气和客气为何，冬季的暖冬特点都会出来，此时如果有流感疫情，则情况会加重。

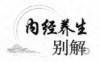

　　其实，我们花了很多篇幅，基本上把四季的调神都讲完了，分析完了，分析的套路完全是按照五运六气变化、天地之气变化的思维方式，这种分析方法可以提供给我们一个比较全貌的《内经》，后面我们将接着揭示《四气调神大论》之中的其他文字，给大家一个全新的解读思路，这样就可以更好、更全面地指导我们的养生，指导我们的临床了。

冬三月，此谓闭藏。水冰地坼，无扰乎阳，早卧晚起，必待日光，使志若伏若匿，若有私意，若已有得，去寒就温，无泄皮肤，使气亟夺。此冬气之应养藏之道也。逆之则伤肾，春为痿厥，奉生者少。

冬天，真的只是藏精吗？为什么会有风热感冒？

2021 年的冬季，是一个比较特殊的冬季，按照大多数人的推测，或者按照《内经》的记载，那将是"寒大举"的冬季，说实话，都已经冬至日过去了，可以说冬季都快差不多了，但是还是没有出现什么严重的寒气，只有两波寒潮出现。这种冬季的异常，从往年来看，就是暖冬，就要小心发热等疾病。

《内经》之中的每一个字，我们都认识，连起来的每句话，我们也认识，但是里面包含的内容，就很难说完全了解了，因为这个就连王冰的注解，也是不全面的，所以我们要花时间，去挖掘里面的内容，要从五运六气的角度来分析《内经》。

2021 年冬季的患者特点

在说 2021 年冬季气候特点的时候，笔者先来说说几个经历，这些经历有助于我们理解所谓的"冬季"。2021 年立冬的前两天开始下雪，也算是比较冷的，于是有人就说了，这个是寒冬的标志，但是熟悉五运六气的人就应该知道，这个可不一定是冬季的特点，因为有的时候深秋季节也会有下雪的现象。

实际上四季，在五运六气看来不是四季，应该是五季，所以立冬并不是水运的到来，而是金运的最后阶段。所以这段时间的下雪，不是水太过，而是金太过。金太过的主运，是导致下雪的根本原因。而按照《周易》太少相生的原理，金太过的主运，必然会有冬季的水不及，这就是说秋季太干燥了，冬季就会相对比较暖。

事实上也是这样，立冬之后，虽然下了雪，但是下雪的第二天，完全感觉不到寒冷，因为有金太过的客运来了，所以冬季看起来也是比较的干燥。所以立冬之后，自己也是感觉燥气很旺，皮肤干燥，一不小心就上火了。

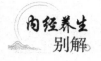

吃点补肾的，就上火了

因为考虑到 2021 年的冬季是水不及的主运，这个运气特点是很容易导致肾虚的，所以在平时的养生过程中，笔者就用了点补肾的药物来调养。然而，吃了两次小量的药物后，整个人就变得不好了，开始舌头上长杨梅刺，这就是上火的表现。

不过还好自己知道是怎么回事，所以在前面的基础上，吃了两次连花清瘟胶囊，效果就非常的好。为什么连花清瘟胶囊会有很好的效果？除了这个连花清瘟，其实还有一个药，也能获得很好的疗效。下面我们来聊一聊。

身边几个风热感冒患者

在严寒的冬季，很多人都会感冒的，感冒一般都会偏向于使用风寒感冒颗粒，但是如果这次的感冒，大家用错了药物，患者的感冒非但不会好，康复起来还会很吃力，会非常费劲。

首先举一个例子，某个患者，早在 12 月初就开始出现了上火的症状，然后我就问他，是不是便秘了，赶紧吃点连花清瘟吧，患者也非常配合，很快嗓子不舒服的症状就好了，只是稍微还有点鼻子不舒服。但是，因为家中有孩子，互相传染，孩子也感冒了，还发烧，也嗓子不利。所以，我也是建议使用连花清瘟胶囊，吃了几天之后，高烧不退的现象就缓解了。

那么，我们治疗这种冬季感冒，为什么要用寒凉的药物呢？包括连花清瘟胶囊，还有麻杏石甘汤之类的方剂，其实都是治疗风温疾病，或者风热感冒的一类药物，这个冬季到底是怎么了，怎么还能用这类寒凉的药物呢？

我们要真正了解《四气调神大论》里面的文字内容，不能仅从字面的意思来理解，要知道冬季不一定是寒冷的，不一定对应寒冷性疾病，也有可能出现温热性疾病，如果学习养生没有打破这个认知局限，那么我们的养生也是不精准的，临床用药的效果也是会大打折扣的。

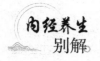

冬三月，闭藏太过，逆之伤肾

立冬日，很多中医的内容，基本上都是千篇一律地对《四气调神大论》内容解读，当然这种内容基本上每年都是一样，只不过是不同的人，使用不同的视角，再重新解读一下而已，结果却是类似的。

冬三月，逆之如何伤肾？

《四气调神大论》之中，说到冬三月的时候，都说"逆之则伤肾，春为痿厥"，这个怎么理解呢？我们不能单按照原文来理解，因为《内经》的成熟，肯定是根据临床来的，是根据真人养生所得的。

那么，在《内经》中，冬三月，就是亥子丑三月，这三个月是冬季，怎么算是逆、怎么算是顺呢？冬季本来是寒冷的，这个时候很多人都是睡不醒的，所以我们普遍的在冬季都是感觉很慵懒，会睡很久，这样有助于我们藏精。这种气候特点，是我们无法改变的，人体必然会根据这个气候特点，调整我们的作息规律。

那么，逆之的可能性就只有两种了，一种是人为的，比如冬天来了，还是每天熬夜，通宵去酒吧，或者平时不怎么睡觉和休息；还有一种可能就是，外界环境就是不让你睡，不让你藏精。就好比我们知道的2019年的冬季，那一年很多人其实都出现了睡不着的现象，或者说睡得时间其实有点短。

暖冬，实际上就是意味着水不及，水不及我们知道就是肾虚，所以逆之则伤肾，根本的原因就是气候原因，是水不及，是肾气较少。

冬三月，寒湿扰之

每年的冬季，都是心脑血管疾病死亡的高发季节，很多人过不了这个年，关键的是经过一个冬季的寒湿之气的困扰，人体的阳气已经不多了，再遇上点问题，就非常危险。我们如果真的顺着冬季的节气养生，自然是不容易出错的。

但是，并不是每个冬季都是那么的好，除了有的时候是水不及的暖

149

冬，还有的时候是超级寒冬，而在暖冬和寒冬之间，貌似没有一个平和的冬季，所以《内经》只是说了一部分，完全没有说出另外一部分。接下来我们要揭示另外一个问题：顺之，则伤心，抑郁症多发。

冬季高发心脑血管疾病、抑郁症，大多是"顺之"导致的

前段时间，跟一位大学的辅导员聊天，谈起冬季来了，提到有些人会有一些反常，很有可能是抑郁症，所以要重点辅导一下。在辅导员看来，冬季是抑郁症高发的季节，那么是什么导致的这种情况呢？我们就根据临床经验，来说说这个"顺之，则伤心"。

冬季的问题，很多时候是不藏精导致的，但是更多的时候是因藏精太过导致的，为什么会藏精太过？一个人本来睡8小时就够了，但是却睡了10小时，这个时候会有什么问题？问题很严重，因为这触发了人类的懒惰基因，在中医看来，也就是说收藏太过了。

水太过，收藏太过

在我们观察天地之气的时候，普遍认为冬季天寒地冻是正常的，遍

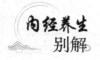

地都是冰碴子是正常的，但是我们忘了，过犹不及，因为冬季的寒冷不能太过，太过了就是灾难，我们人类无法适应太过的气候。

当气温比较低的时候，我们会发现自己突然睡不够了，实际上就是天地之气的收藏太过了，我们人类也要跟着这个节奏来，如果不跟着这个节奏来，就容易生病了。冬季如果太寒冷，很多寒性的疾病就会暴发，比如我们知道的心脑血管疾病，普遍认为就是寒气导致的，所以中医的治疗原则就是温化，就是活血化瘀，但是始终要重视温阳。

五行之火，冬季熄灭

从五行的角度来说，火到了冬季，基本上就被熄灭了，所以这个时候心脏代表的火的势力，就非常的弱。从形质上来说，就是心脏的问题；从精神层面上来说，就是心智的问题，心智上，主要表现为积极向上的这一块，变得薄弱了。

火对于人，其实就是活力，就是积极主动的心态，所以当火气被灭之后，人容易变得消极，变得对理想和目标不甚积极，这个时候一些人就出现了抑郁的倾向。我接触的抑郁症患者，实际上都是因为阳气无法获得发越导致的，有的是阳郁，有的是阳虚，以致对未来的生活、对自己的事业，甚至对所有的东西都失去了兴趣。

所以，我们在读《内经》的时候，注意到冬季是要藏的，要待在家里。但是对于一些人，一年三百多天都在家里无所事事、内心无所依赖的人，冬季并不是什么好季节，他们相对应地应该多出去散步、多出去看看，不然的话，很容易出现问题。

其实，按照我们临床的进一步思路，还需要继续问，冬季伤肾了，那么春季就一定会痿厥吗？也就是说，肝主的筋脉会失去滋养吗？按照我们的推测，春季出现的问题，可能不仅仅是痿厥，还会有更多的问题。

冬不藏精，春天必然痿厥吗？暖冬一定会带来寒春吗？

前面我们介绍到，《内经》里面的内容很多只是讲了一部分，但是还有一些内容尚未提及。比如，我们熟悉的"冬不藏精，春必病温"，这个是一种温病的模式；还有一种模式是"冬伤于寒，春必病温"，这也是一种模式。这两种模式是不是一样的呢？如果大家不知道两者的区别，就没办法解释为什么2002年的冬季那么冷，2003年会有温病，而另外一个2019年的冬季那么暖，2020年也一样有温病。

我们先讨论一下今天的主题，还是《四气调神大论》之中的那句话，"逆之则伤肾，春为痿厥"。在冬季如果没有收藏，那么气候特点为暖冬，这个时候就是肾不藏精，受到了伤害，第二年的春天就会得我们所谓的痿厥吗？

暖冬意味着倒春寒？

在我们的认知中，头年没有出现的气候，第二年一定会出现，这就是为什么暖冬背景下，第二年的春天会出现倒春寒。比如，2019 年的冬季是暖冬，所以 2020 年的春季是倒春寒，这个时候就容易伤肝，肝受伤则筋受伤，此时就会出现痿厥。

但是，如果我们再推测一下就会发现，2021 年的冬季其实是暖冬，但是 2022 年的春季是寒春吗？其实，2022 年的春季不仅不是寒春，还是暖春，所以这么看来，"暖冬意味倒春寒"这个话也不是很准，有时是对的、有时是错的，我们不应该一概而论。

肾虚必然导致肝胆虚？

按照常理，我们会推测头年的冬季是暖冬，就代表着水不及，那么到了第二年的春季，就是肝太过了，这个逻辑我们前面就论证过，不对！

那么，肾虚就会导致肝胆虚，因为水是生木的，这样有错吗？其实，我们熟悉的明代有一个论点叫作"乙癸同源"，所谓肝肾同源，即肝肾的问题都是一体的，肝不好，必然会有肾不好。但是实际上，也是不对的。

　　头年冬季的气候特点如何，会影响到当下，也会影响到第二年，但是不是如我们所想象和推测的那样。我们想象的一些结论，部分是事实，部分并不能被完全推导出来。因为《内经》很多内容是观察到的现实的症状，这些现象肯定是存在的，但是对于未来的推导，会有时准时不准的现象。

冬天该怎么养生，春天才会
健健康康、可可爱爱？

《四气调神大论》是《内经》为数不多的大论，是非常重要的，但是在写这篇文章的时候，古人其实还有很多话没有说出来，所以我们在解读的时候，就很容易错过很多信息。我们前面的文章只是解释了冬季的养生，比如如何影响我们来年的身体，但是有的时候这种影响也是良性的。

有的人生病一年了，到了年关最难受，但是以立春为界限，慢慢就好了，这个时候头年冬季的养肾行为可能是错的，但是到了第二年的春季，却成了正确的事情；有的人则在立春那天，突然身体开始不舒服，这个时候我们就要注意了，这说明前一年的很多养生方法都是错的，那么如何判断前一年的养生方法正确与否呢？

也许别人会告诉你，这个得按照原因分析，但是我会告诉你，要以果决行。如果结果是坏的，那么前面所作所为都是错的；如果结果是好的，那么前面所作所为都是对的。头年冬季如何养生，我们就要看来年的气候特点、来年的疾病发病的情况了。

以 2022 年为例，谈如何养生

中医一直的一个观点就是"辨证论治"，我们再深度挖掘一下，就是个性化的诊疗方案，但是具体如何个性化，就要根据时间、空间、人的差异来变化了。所以，这种情况之下，就不是单纯的冬季养肾了。比如，我们知道 2022 年是壬寅年，从五行的角度来分析的话，有些人是木太过体质，有些人是木不及体质，还有些人是水太过体质。总体来说，整年的五行强度就是水木太过，这一年高发的疾病就是脾胃疾病，以及精神类疾病，此时的水太过，很多火气不足的患者，就会出现问题。

2022 年患抑郁症的人比较多，而主要原因就是水导致的，因为壬寅年的水比较充足，正经五行是水，合化的五行是木，水木太过都是抑郁症出现的关键要素，所以重点就是要防范抑郁症。

那么，我们需要知道的就是，抑郁症到底是怎么来的？肯定是因为水木太过呀，所以水木太过体质的人，2021 年的冬季就应该提前预防，不仅仅要想尽办法去补肾，还要温阳，阳气储存得多一些，等到来年气候来袭，也可以抵挡。

所以，大家会发现，2021 年的冬季，有不少人就开始感觉自己心理压抑，开始担心，而我们也为大家推荐一个可以预防和治疗抑郁症的方剂，希望大家可以好好地收藏。这个方剂，是按照我们的运气条件，外加治疗抑郁症的经验，总体结合在一起并拟定的方剂。

麻黄 10 克，细辛 5 克， 制附子 10 克，柴胡 10 克，白芍 10 克，枳壳 10 克，炙甘草 10 克，桂枝 10 克，白术 10 克，茯苓 10 克，青皮 10 克，巴戟天 10 克。

这个方剂按照常规用量，如果出现了上火现象，那么就加入黄芩 10 克，甚至是石膏 10 克，或者加入麻子仁 10 克。这个方剂，肯定不是适合所有人的，而是适合有抑郁症倾向的患者，这类患者要么是阳气虚，要么是阳气郁，两者兼有者亦可。

冬季的养生，普遍来说就是从收藏开始的，这是常道。但是光有这些不一定就够了，因为冬季主收藏是天道，作为人类，应该遵循这个规律。比如冬季来了，气候变得比较寒冷，绝大多数的人都会开始穿厚的衣服，这就是很标准的养生了。

除此之外，我们还应该考虑两种情况，一种情况是冬天非常的寒冷，这个时候受伤的肯定是人体的心脏，是阳气；另一种情况则是冬季不寒冷，处于一种比较温暖的状态，这种状态下，人类很容易不藏精，出现很多问题，比如流感等。

寒冬，当以补肾阳为主

在寒冷的冬季，很多患者都会慢慢出现肾虚，导致一系列的问题。由于肾阳虚，可能导致的问题如心阳虚、脾阳虚，这类问题可能引起的有关节痛、腹泻，还有心脏病发病，也有可能是抑郁症等。

所以，每当我们碰见寒冷的冬天的时候，不一定就是"养藏之道"，而是要稍微发散一点，此时的补肾不是补肾阴，而是补肾阳，如果很明显地出现了肾虚，那就需要考虑一下金匮肾气丸等。

对出现阳痿早泄的男性患者来说，则需要考虑用经方中的桂枝加龙骨牡蛎汤，这个方剂虽说是治疗男性虚劳的疾病，但是桂枝汤的作用可以温阳，龙骨、牡蛎则可以用来收涩，对于男性健康很有帮助。

如果虚的有点厉害，还可以考虑天雄散，这个是经方之中用来治疗男性阳虚的代表方剂，对于冬季出现的心脏问题，还有肾阳虚的问题，也可以使用。如果是其他滋腻的，比如左归丸，还有右归丸，就要考虑一下了，因为这两种方剂都是补药，这种补药会导致脾胃的运化跟不上，最终导致其他问题。

暖冬，当以补肾气为主

同样是冬季，有的时候就会出现暖冬。暖冬引致的问题，有些人是睡不着，有些人是经常气短，实质上这些都是因为肾气虚导致的。在暖冬的环境下，其实最受伤的不是肾，而是肺。在这个气候条件下，经常出现所谓的"寒之不寒，是无水也"，所以热气明显，此时就会伤害到人体的肺气，而流感之类的毛病，就是肺气受火克制的结果。

补肾气，当以黄芪类的药物为主，我们经常用的就是补中益气汤，或者在这个基础上再加减使用，或者配合治疗流感的人参败毒散之类的药物。当然了，在这种情况之下，一般都会出现气虚的现象。

平时则需要顾脾胃

在暖冬不明显或寒冬不明显的情况下，我们只需要顾护脾胃就行了，比如在暖冬的时候会出现失眠，也会出现脾胃不适，那么我们可以考虑使用半夏泻心汤，这个方药的养生效果非常好。如果是寒冬，稍微吃两天的附子理中丸，不仅阳气回升了，胃气也会得到很好的回升。

很多人对于药物养生都比较疑惑，因为"是药三分毒"。所以用药一定要慎重，既要谨慎，又要精准，所以必须要有医师作为指导，这也是我们的专业所在。药物之所以为药物，是因为其效果很明显。药物不需要长期吃，服用的时间最好不超过三天。超过三天的药物养生，都是不科学的，药物养生也需要在医师的专门指导之下操作。

天气清净，光明者也，藏德不止，故不下也。

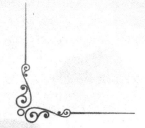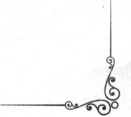

空气与生命息息相关，古代中医就已经认识到了！

《四气调神大论》的整篇文章都在强调所谓的"四气"，都在强调所谓的"神"，但是我们该如何理解神呢？从五脏的角度来说，人类的神都是心所藏，而心神又来自哪里呢？这个就是一个非常关键的问题了。我国古代的哲学认为，人类的神其实是来自大自然，是天地之气所藏，这才有了《说文解字》的最初的定义，"神：天神引出万物者也"。

天气，藏德不止

我们当代的科学认为，人类是从原始生物一步一步进化而来的，实际上，归根结底还是由于有了水、空气、矿物质等最基础的组成物，才有了人类，才有了生物，所以我们从过程论的角度出发，人类的产生是非常复杂的，里面有很多变化。

水是生命之源，空气也是生命之源，而我们熟悉的空气因为按照中医的象思维，实际上就是最清的，对应人体则是心神，则是神的来源。从另外一个角度来说，我们会发现，水对应的其实是人类的精，是生殖之精，是人类的起源，而且这还是一个关键点。

空气，是生物出现的必要条件，虽然古人不知道现代的生物学理论，但是他们已经认识到了空气的重要性。

天气为什么会藏德不止呢？首先，我们需要明白什么是德。德既有广义的概念，还有狭义的概念。古人说，"德者，得也"。德就是人类从天地之气继承的一部分。在汉代的观念之中，五常就是德，人类社会的仁义礼智信，就是德，就是天地有的大德，也是人类获得规范的本源。

德为什么会不止呢？

从古代的观念来看，人类从大自然中获得的规范，主要就是所谓的五常，对应五行，如果五行之间没有流动性，而是一个简单的模式，那么整个人类社会就会出现很大的问题。

所以德，是不断流动的，仁义礼智信不是孤立存在的。人类的五脏也是，肝心脾肺肾，每个脏腑所藏之神都是可以互相变化的，都是可以

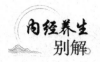

流转的。

天气虽然是摸不着、看不见的，但是里面包含了人类所有的"德"，宇宙之道在里面，我们不能违背。这是古人对于人类本源的一种认知，也是中医迥别于其他医学宇宙观的一种表现。

为什么变天没吹风就容易头痛？
如何调神？

在现实养生的时候，除了特定的时间，如四季变化，还有一些日子也是有气候变化的，这些变化也会出现很多问题，这个就是《四气调神大论》里面所谓的"天明则日月不明，邪害空窍"。

天气变化，为什么会有诸多不舒服？

每当天气不好的时候，其实就是所谓的"天蒙"，这里的"蒙"通"明"，在我们举目看不见太阳和月亮的时候，人类是很容易身体不舒服的，出现这种情况的症状有很多种，可以总结如下。

一是每逢气候变化，就会腹泻、腹痛，这类是针对脾胃虚弱的患者，气候一变化，就会有肠胃吃不消的情况，就会精神不佳，腹泻、腹痛。

二是对女性来说，每当某种时候很多人会开始腹痛、头痛、精神不佳，这类患者一般来说都是平时肝气郁结导致的。

三是有一些特殊的患者，不管是什么脏腑的疾病，有的是关节问题，有的是肾虚，还有的是肺气虚，都会出现不正常的反应。

总结起来，脾胃虚弱的人，或是肝气郁结的患者，或是气虚的患者，每逢变天，就会有不适，这是天气环境的原因，但有些却是我们现代科学无法解释的。

如何调神，改善身体的状态

针对前面分析的各种类型，其实如果把人类和天地之气看成是一体的话，那么我们就可以理解为什么会出现身体不适了。根本原因还是因为人体气的运转与天地之气的运转是不合拍的，或者早了一拍，或者晚了一拍。

不管是肝气郁结也好，脾胃内虚也好，又或者是风湿重也好，都属于人体的气机与大自然的气机不相吻合了。这个时候，笔者推荐用一个经方来改善这种情况，这个经方就是桂枝汤（需有医师指导）。

桂枝汤是由桂枝、白芍、甘草、大枣、生姜组成的，针对的就是风邪，其实我们前面讲到的气候变化，就是风邪的特性，风善行而多变。头痛，又叫作头风，属于风邪危害；腹泻、腹痛实际上也是风邪危害，风木克制脾胃；有些内伤疾病突然加重，也属于内伤再加外感，是两相结合导致的；风湿关节炎加重，实际上也是风湿之气加重了，这个时候都可以根据桂枝汤加减变化。

桂枝汤的组成如下，桂枝 15 克、白芍 15 克、甘草 10 克、生姜 15 克、大枣 15 克。如果是脾胃内虚，出现腹痛等症状，可以加白芍 10 克、人参 10 克、茯苓 10 克、白术 10 克；如果是头痛，可以加黄芪 10 克、防风 10 克；如果是风湿关节炎加重，可以加防风 10 克、秦艽 10 克等。

桂枝汤本身的药物组成，都是一些食材，或者是调味品，所以平时要是有这些毛病的人，如果是虚性疾病的患者，可以在医师的指导下，吃点桂枝汤加减，这个调神的作用很明显，也很有效。

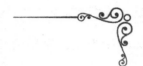
天明则日月不明，邪害空窍。

阳气者闭塞，地气者冒明，云雾不精，则上应白露不下。

交通不表，万物命故不施，不施则名木多死。

恶气不发，风雨不节，白露不下，则菀槁不荣。

云雾不精，为什么白露不下，这对养生有什么意义？

《内经》是完全按照象思维在写，所以里面的很多内容实际上很难读懂，没有内在逻辑的话，很难转化为临床的养生指导，应用靠的就是老一辈的经验教训了。

比如在《四气调神大论》之中，讲完了四季的养生，突然讲了一句天气，后面又说阳气、地气，紧跟的是"云雾不精，则白露不下"。云雾为什么跟白露有关系，为什么会出现在《内经》这种医学书之中呢？实际上，这就是我们的经典藏起来的内在逻辑思维在发挥作用，如果我们没有一个内在的逻辑去推导，就不能明白其中的奥妙了。

什么时候没有白露？

有过农村生活的人应该知道，每年的夏季之后，早晨就会有白露，

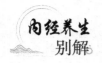

它晶莹剔透。露水是很重要的，是草本植物生长过程中一种活力的表现，在太阳出来之后，它就会慢慢消失，而当我们的气候出现异常时，就会没有白露。

所以，没有白露，实际上就是干旱的时间，干旱如果出现在了秋季，其实就是金太过的气候特点，如果出现在了夏季或者长夏季节，那就是客气之中有阳明燥金，或者有了金太过的客运。这种条件之下，树木是会死亡的，也就是后面讲的"名木多死"。为什么木会死？还名木多死？就是因为金克木，是夏行秋令，名木其实不是大自然生长的树木，而是园林里面种植的树木，这种树木的生活能力稍微弱一些，就会出现枯萎的现象。

肃杀之气，肝胆受伤

在理解《内经》之文的时候，我们还需要有很强的对应理解能力，也就是说文章表面上说的是树木，实际上我们要对应的是人类的脏腑，就是人类的肝胆对应于树木之意。当我们观察到大自然的树木、叶子在枯萎的时候，就应该知道秋气到了。

如果是春天的树木枯萎，很有可能就是客运金太过，就好比2020

年的春季，那个时候很多树木的树枝都伸展不开，枯萎发黄。此时的很多人都皮肤干燥，皮肤龟裂得厉害。这个时候我们就应该考虑在方剂之中加入杏仁等润燥的药物。

如果是夏季的树木枯萎，也是要考虑客气有没有阳明燥金，或者金太过的客运，只有考虑了这些，才能推导出疾病的特点，还有如何更好地养生。秋季，自然不用说，都是金的主令，此时的树木经常会多死、枯萎。

所以我们在看《内经》的象的时候，如果只是翻译过来读白话文，那么每个人都能读明白字面意思，但是这种社会现象或者自然现象背后的本质，却很少人知道。我们在读《内经》的时候，还要学会善于观察天地之象，善于做一个观察者，这对于我们训练良好的中医思维是很重要的。

贼风数至，暴雨数起，天地四时不相保，
与道相失，则未央绝灭。

　　唯圣人从之，故身无奇病，万物不失，生
气不竭。

四时养生就是阴阳养生，顺四时才是最好的养生方法！

中医药的发展越到后来就越脱离原本的意义了。比如，后世更多的是讲究阴阳辨证关系，而忽略了阴阳需要从四时理解。为什么是这样呢？其实这还要从汉代的观念说起。

阴阳要分太少

汉代的阴阳其实并不是简单的辨证关系，还有具体的四季概念。阴阳五行都是与四季相互结合的，用时间来定义阴阳，是汉代阴阳学说的一个关键点。《内经》其实继承了这一方面，而《内经》的学术体系建立则是汉代学术体系的继续，所以我们理解《内经》需要从汉代的学术观点开始。

阴阳五行其实是一体的，我们现在的理论貌似将之分开了——阴阳学说是阴阳学说，五行学说是五行学说，两者没有什么必然的联系。但是在汉代，阴阳学说是可以推导五行的，五行与阴阳之间是存在对应关系的，而连接这两个学说的就是时间。

春天是少阳，夏天是太阳，秋天是太阴，冬天是少阴

大家可以将四季与阴阳联系起来，"春夏养阳，秋冬养阴"，我们普遍认为，春夏需要养阳气、秋冬需要养阴气，这种理解实际上是有失本义的。毕竟，春夏的时候气候比较暖，这个时候阳气相对充足，反而是很多阴虚的患者会比较难受，能冬不能夏。而秋冬时节，大多数人顺应天地之气，会有比较收敛的气息，此时要注意的是阴寒性疾病，所以最重要的是阳气。

从另外一个角度来看，春夏养阳，实际上是养的少阳、太阳，这两个对应的脏腑是肝胆和心脏。所以春夏养阳，实际上是发挥肝胆的疏泄功能，发挥心主神明的作用，这样才能避免秋冬的问题出现。

四时的重要性，远远高于空间

在《内经》的体系之中，包括五运六气，其实是将时间概念的重要性放到了非常高的地位。《内经》就是把时间当成了人类生命的根本，所以说"夫四时阴阳者，万物之根本也"。

这种观念，其实到了西方的现代哲学才开始慢慢被注意到，比如海德格尔定义了存在的东西，这种东西就是时间。时间是一个非常好的维度，可以定义存在。这种观点，我们的祖先在两千年前就提出了！这就是中国古代哲学的前瞻性，也是我们哲学发达的一个标志。

逆春气则少阳不生，肝气内变。

逆夏气则太阳不长，心气内洞。

逆秋气则太阴不收，肺气焦满。

逆冬气则少阴不藏，肾气独沉。

夫四时阴阳者，万物之根本也。所以圣人春夏养阳，秋冬养阴，以从其根；故与万物沉浮于生长之门。逆其根则伐其本，坏其真矣。

故阴阳四时者，万物之终始也；生死之本也；逆之则灾害生，从之则苛疾不起，是谓得道。

时间才是生命的根本，中国哲学思想超前西方千余年！

中国哲学史很多内容都是超前的。《内经》其实有很多超前的哲学思想，只是我们在看书的时候，对哲学的理解不够到位，所以无法对比研究，无法完全理解《内经》这本具有非常深厚哲学思维的医学典籍。

早在明末，王船山就非常推崇中医的哲学思维，并且给出了比较高的评价。《内经》确实揭示了很多哲学和人类社会的现象。比如，本书前面强调的，人类的根本在于时间，时间是所有生命的根本，这一点在现代哲学家海德格尔那里，就有很好的体现。

存在和时间的关系

跟哲学沾上关系的内容，就会变得比较深奥，很难理解。海德格尔在《存在与时间》这本书之中，为什么要用时间来定义存在？其实就是因为世界是变化莫测的，我们了解一个人，需要用变化的角度来观察，不然的话就会很被动。

而在中国古代哲学看来，时间是空间的表达。我们说的时间，其实主要还是太阳和月亮的相对位置，这个相对位置转化过来就是我们所说的四季，这个就是生命的尺度。阴阳和四时在中国的医术之中，是经常被应用的内容。

从现代哲学的角度出发，会发现《内经》的原文用意深刻，要理解起来还是需要深入思考的。阴阳、四时，都是中国古代哲学的范畴，都是人类社会必须要遵从的规范，它是定义生命的基本形式，而这些归根结底还是时间，还是空间。

也许有人会说，如果以时间为唯一的维度解析事物发展的规律，会准确吗？在某种意义上来说，这种疑问是有道理的，但是也不能否定因为现代科学的进步，我们的生活或者事物的发展会产生一些变化。

五运六气，其实就是基于时间的一门科学。这门科学的存在不仅仅解释了很多现象，而且能指导我们养生。而在《四气调神大论》这篇非常重要的文章最后，也落脚在"阴阳四时"，最后才知道什么是"圣人不治以病治未病"，这也是我们学习四气调神大论的关键点。

道者，圣人行之，愚者佩之。从阴阳则生，逆之则死；从之则治，逆之则乱。反顺为逆，是谓内格。

是故圣人不治已病，治未病；不治已乱，治未乱，此之谓也。夫病已成而后药之，乱已成而后治之，譬犹渴而穿井，斗而铸锥，不亦晚乎？

治未病，到底是什么意思？顺时养生，即是治未病！

我们对于治未病的理解，主要还是在治疗疾病的初始阶段，这种观念其实已经是泛化的"治未病"概念了，真正的治未病概念的初始含义，实际上就是按照阴阳四时的规律来养生，这样才不会生病；而不是其他的方式，比如吃药，或者其他方法。

什么是乱？什么是治？

平时我们读书很容易断章取义，比如对治未病的理解就是这样。其实治未病这个概念，在《内经》中出现了好多次，其中最早出现的篇章就是《四气调神大论》，所以我们要理解这个术语，必须要从《四气调神大论》这篇文章入手。

《内经》对于治和乱，都有定义，比如"阴阳四时"是生命治本，然后"从阴阳则生，逆之则死"。治乱也是从人与阴阳之间的关系来的，说到最后，治未病，治未乱，就是从人的生活规律与四时之间的规律是否匹配而得来的。

治未病，必先明天道

治未病的关键，就是要顺着天道，要按照"阴阳四时"的规律来，所以所谓的治未病，不是了解人的问题，而是要先了解天时规律的运行。首先要明白什么是天道，天道是怎么运行的；而天道的规律又以阴阳五行为核心，阴阳五行又细化到五运六气之间的变化。

治未病是一个概念，但是这个概念涉及疾病的本质、人类的本质。如果没有对这些条件的清晰了解，就很难说是治未病。我们看到《四气调神大论》的内容，其揭示的是太少阴阳的一般规律，就是一年四季的气候特点，就是要避免与天地之道背道而驰，不然的话，就是治已病。

患者必须遵守天道，方能治病！

说到这，最后我们得出的结论其实很明白了。"圣人治未病"，是指医师治的是那些顺着天道生活的人，无法治那些逆着天道的人。比如，有的人熬夜到深夜，还有些人春季穿很少的衣服，冻得浑身发抖等。

　　我们在临床上看到，很多患者其实是不会遵照医嘱养生的，这类患者的疗效就会大打折扣。所以治未病，不是说有一种病叫作"未病"，而是说每一个人都有一个底层的健康，这种健康就是顺应着宇宙之道在生活。

第三章
生气通天论说了什么

黄帝曰：夫自古通天者，生之本，本于阴阳。

天地之间，六合之内，其气九州、九窍、五脏十二节，皆通乎天气。

其生五，其气三，数犯此者，则邪气伤人，此寿命之本也。

苍天之气，清净则志意治，顺之则阳气固，虽有贼邪，弗能害也，此因时之序。

故圣人传精神，服天气而通神明。失之则内闭九窍，外壅肌肉，卫气解散，此谓自伤，气之削也。

空气是生命的重要来源，几千年前的中医就知道了！

生命需要空气，所以我们一直在说水是生命之源，空气也是生命之源，这个在几千年前的我国古代就已经被发现了，并且还提出了很多关于空气的理论，指导我们养生。

人体之气，分为三种

中医把气作为研究的对象。从脏腑来说，有五脏之气，其他的角度则有所谓的营卫，有所谓的气血，还有所谓的阴阳。但是，在《生气通天论》之中，人体的气有三种，第一种就是苍天之气，这个是非常关键的，也是非常重要的，生气通天，是我们这篇文章的主旨，所以苍天之气是整个人体的气的来源。

在所有的气之中，对人体最关键的就是苍天之气，就是相当于我们今天说的空气，里面包含了生命所需要的物质，前面的文章说过，苍天之气藏着神。

除了苍天之气，还有一种就是阳气。人体有阳气，同理就有阴气。阳气和阴气，都是非常重要的物质基础，只要出现了问题都应当注意。这三种气是寿命的根本，如果想要活得好，就应该让这些气都没有问题。

苍天之气与肺气

中国古人其实也发现了肺的呼吸作用，只要我们的肺不能正常呼吸新鲜的空气，就很容易出现问题，所以中医的理论在断定生死的时候，就取了最重要的太渊脉。太渊脉出现问题，那么这个人就出现了问题，而寸口脉的状态就能反映一身的气出入升降的状态。

不过，从根本上来说，人体的气都是来自外界的，都是苍天之气。不管是阳气，还是阴气，都是来源于苍天之气，所以《内经》始终认为，苍天之气对人体的影响是很关键的。

空气对健康到底有多重要？

肺是通天地之气

实际上，我们中医一直以来都是看中肺部的作用，所以才会有以太渊脉作为判定人体气机变化的最主要依据。中医一直说，肺主气。人体的气，不管是什么气，最终都是由口到肺部来主化的。

肺的里面是人体之气，肺的外面是苍天之气，所以一个人体内气血的运行，其实与体外气血的运行关系很密切，所以我们古人认为"清净则志意治，顺之则阳气固"。在宇宙之间，人体通天的是肺，所以肺又叫作相傅之官。

有病，先病肺

在中医的理论中，有一个说法"百病皆因伤寒起"，不管是内伤还是外感，其实都是由伤寒为起点的，这个起点可以引发后面的很多问题。而伤寒，其实最先伤害的就是表皮那一层，肺部就是这个表皮的主管。

天地之气，首先是通过肺的作用来沟通的，如果天地之气与人体之气出现了偏差，是很容易出现问题的。但是具体会出现什么不适，那就要具体到阴阳这两个方面了，所以我们看《生气通天论》之中讲解苍天之气的时候，是非常简明扼要的，但是在讲阴气、阳气的时候，就非常的详细了。

生气通天，其实就是通过苍天之气，转化为人体的阴阳气的差别，然后据此分析人体的很多病症，讲述病症是怎么来的，如此而已。

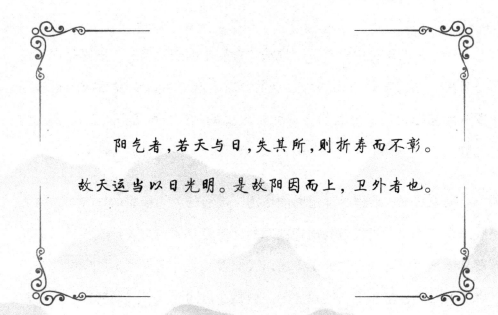

阳气者，若天与日，失其所，则折寿而不彰。

故天运当以日光明。是故阳因而上，卫外者也。

阳虚真的会短命吗？是什么维系着我们的生命？

一般情况下，有些人因病而过世，我们从《伤寒论》六经的角度来分析，就是阳气虚了。那么，阳气的多少会导致人体死亡？我们应该怎么理解"失其所，则折寿而不彰"？我们怎么样才可以延长生命？

胃气消耗，不宜过快

在理解阳气"失其所，则折寿而不彰"之前，我先举一个我祖父的例子。他84岁那年，首先是在年初患上了轻度的中风，那个时候我的父亲就给他开了中药，很快就治好了。治好了之后，祖父的身体也是不错的，我好几位姑姑为了表达孝心，就买了很多营养品和食物给我祖父吃。

我的祖父看到这么多好吃的，也没有忌口，想吃就吃，而出于孝道，我的父母也没有阻拦。但是吃了不到三个月，就又中风了。这次中风，治疗起来就没那么好办了，我的父亲给祖父治了很久，还是不能痊愈。

在中风之前，我的祖父其实就有了很多表现，那就是肠胃功能弱化了的一些表现，而我们看到身边的很多人，疾病变重，或者身体不好的表现也是肠胃不好。

廉颇老矣，尚能饭否

这个故事，大家都还记得吧？赵王让郭开去看廉颇，想启用廉颇，但是郭开回去之后却告诉赵王，说廉颇"一饭三遗矢"，就是吃一顿饭的功夫，就上了三次厕所，这种状态还怎么打仗呢？

虽然故事的结局是赵王听信了谗言，但我们也能从侧面了解到，当一个人出现了胃气消耗太快，就会出现很大的问题。

为什么会腹泻？

一天去好几次厕所的，除极个别是因为阴虚导致的痢疾以外，其他绝大多数都是阳虚导致的，表面上看是每天去厕所太频、太久，实际上是人体的阳气虚了，这个时候的阳气就是"所谓阳者，胃脘之阳也"。

不过，我们要看到的是，除了肠胃的阳，还有很多阳，比如肾阳，这些都是阳气的表现。只要阳气所处的位置出现了问题，其实都是有损健康的表现。我们吃的绝大多数食物都是阴寒性的，甚至绝大多数的补品也都是阴寒性的，需要消耗人体的很多阳气，这个时候如果摄入大量的食物，自然就会导致人体的阳气虚了，就会影响到健康。

所以，年轻人可以多吃点，这个时候充足的营养可以促进成长，但是越到老年，所需要摄入的东西就越少，也就不必吃得太多，这才是维持生命之道。

人体的阳气来自哪里？为什么跟太阳有关？

《生气通天论》中，一直在分析人体之气与天气的关系，在天气与人体之气的对应关系上，最关键的就是阴气和阳气，所以要想找到阴阳的来源，实际上还需要明白太阳和月亮代表的意义，还有我们如何顺应太阳和月亮的规律来生活，保证人体的阴阳之气顺利产生。

晒太阳的好处是什么？

当代人很少晒太阳，所以有的时候就会有人推崇进行晒太阳的养生活动。从现代的医学理论来说，晒太阳确实可以增强人体黑色素的生成，也有助于维生素的转化，从这个角度来看，晒太阳对人体健康是非常有利的。

那么，在中医看来晒太阳到底有什么好处呢？《内经》给出的答案，是"天运当以日光明"，也就是说大晴天应该是最好的生成阳气的时候。

实际上，当我们晒多了太阳之后，就会出现一个现象，那就是火太过体质的人会受不了。我们的医籍已经说了"明淫心疾"，所以晒太阳实际上是增强人体阳气的。对于阳气本来就不弱的人来说，就没有必要晒太阳了。

阴寒性体质，为什么要晒太阳？

对不少阴寒性体质的人来说，体内会有寒气、湿气，风寒湿都来了，这个时候就最需要天气晴朗，需要晒太阳。为什么呢？有以下几个方面：第一，太阳其实代表的是热度，热度其实也代表着火气，五行之火，只要是体寒的人就必须补充火气；第二，光照对人来说是很关键的，太阳光可以帮助人体产生很多激素，激活人体的功能，人体对于太阳的刺激会产生非常明显的反应，促使身体产生能量；第三，在光照和气温的作用下，人体其实就会自然而然地运动起来，这个时候阳气就可以源源不断地产生。所以，我们可以发现，当太阳的日照变长的时候，我们的人体自然就会启动更多的阳气生长机制，包括睡眠时间变短、运动时间变多，气血也充沛到四肢等。

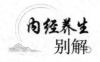

当然，我们说阳气来自太阳，可能很多人不认可，因为太阳和阳气之间貌似没有必然的联系，但是从另外一个角度来说，阳气的产生和太阳的出现有着非常密切的关联，所以我们可以很自然地把太阳光与人体的阳气建立起关系。

人体的阳气，一方面来自天地之间的苍天之气，所以当我们吸进去的是浑浊之气的时候，就很容易出现身体的不适，在阴气很重的条件下，就会有阳虚的现象；另一方面来自水谷精微，水谷精微进入人体之后，不但会变成阳气，还会变成阴气，是所有气的来源；最重要的一方面，就是阳气其实是来源于动，来源于身体的运动，如果身体不运动，则阳气是无法源源不断产生的。

只不过，所有这些，最终的源头都要归结为太阳，这跟阴气可以归结为月亮类似。

因于寒，欲如运枢，起居如惊，神气乃浮。

阳气的作用是什么？冬季跑步有什么害处？

阴阳气之分，是为了区别气的不同功能而定的。阳气是拥有特殊功能的，比如我们知道的抵御外邪，主要就是靠阳气；还有温煦的功能，推动其他内脏气运动的功能，这些都需要靠阳气来维持。

中医的一些大家甚至把阳气当作人生存的一个最基本的条件，所谓有阳气则生、无阳气则死，所以阳气对人至关重要。《内经》就揭示了在不同的条件下，我们该如何养护阳气，如果没有养护好，会有什么不良反应。

何谓因天之序？

中医养生的最高境界，就是因天之序，"因"是顺着的意思，所以因天之序就是顺着天道来养生，但是天道其实是变化多端的，风寒暑湿燥火都是天道，这个时候我们就要好好地准备，来迎接变化无常的气候。

因于寒，该内动外藏

每年都有一段时间是寒冷的，有的时候是寒冷的冬天，有的时候是寒冷的春天，但是不管如何，都需要动静结合。到了冬季，因为寒冷太过，虽然不宜出去跑步，不宜出去出汗，但是还是应该运动的。此时可以有内部的运动，比如按摩腹部、做瑜伽之类的，这些其实是内敛筋骨的，不会伤着皮毛，也不会外感寒邪。

当然也有很多人冬季出去跑步，体质稍微弱一点的人，就很容易出现中医里面所谓的汗出当风，这种情况很容易引发风湿性关节炎，所以不少人坚持每天跑步，即使风寒雨雪的天气依然坚持，就很容易引发关节问题，出现中医所谓的风湿病。

如何内动？

在夏季或者春季最好的养生运动就是散步，或者跑步，因为可以带动肠胃运动，慢慢的脾胃功能就上去了。但是冬季来临，寒气重，此时就不方便出去运动了，这个时候我们只需要按摩腹部就可以缓解因脾胃运化失司导致的各种问题。

按摩腹部，可以治疗长期失眠，因为人体的气机其实主要在腹部，所以腹部肠胃的位置，还有所处的状态，决定了气血运行顺畅与否。对失眠的人来说，一大半都是胃不和才卧不安的，所以按摩腹部，使得胃运转如枢，就可以达到治疗失眠的效果。

按摩腹部，还可以治疗痛症，有些人的痛症其实也是因气机失利导致的，而按摩腹部等同于调理肠胃，此时如果再结合呼吸，那么整个治疗痛症的效果就会非常的明显。

起居如惊，神气浮越

很多人不会内动，就选择了在严寒的冬季出去跑步，按中医的观点来说，这其实是很伤人的，因为经受风雪寒冷，人的气血就会浮动，这个时候容易伤到人体的神了，所以应当注意。

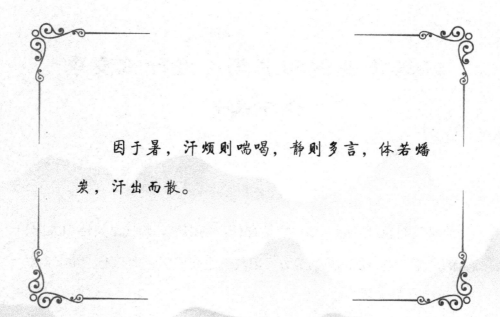

因于暑，汗烦则喘喝，静则多言，体若燔炭，汗出而散。

热天也会伤阳气吗？为什么夏季会中暑？

前面我们说过，晒太阳可以增加体内的阳气，阳气是始终和太阳相结合的。那么是不是越热的地方，阳气就越旺盛呢？实际上，并不一定。

热气有可能损耗阳气

如果说晒太阳晒得多，阳气就旺盛，那就错了。比如，我们会发现，东北地区到了冬季的时候，天寒地冻，平均温度都是在零下几十度，但是当地的居民可以穿着几件简单的棉服过冬，但是南方人这样，就会受不了，从这个角度来说，南方人并不一定就阳气旺盛。

其实南方的热气，不但不会补阳气，还会在某种时候降低人的阳气，这样就很容易解释为什么在夏季的时候，中暑会导致人体的阳气损伤了。

如何面对暑热？如何避免中暑？

有生活经验的人，或者中过暑的人应该知道，不管是在烈日下，还是在普通环境下，中暑之前都会有一个比较常见的反应，那就是突然不出汗了，这个时候人体的水液代谢就失常了。

所以，防治中暑最好的方法有两个：一个是从小便走水，这样会需要不断地喝水，体内的温度也可以适当地控制；另一个是从皮肤出汗，这种方法也可以避免中暑。

我们在农村，为了防治中暑，有的时候也会用一些草药，比如用海金沙做成凉粉，不但可以解渴，还可以预防中暑；有的时候还会用一种叫作荆芥的草药泡水喝，其防治中暑的效果极好；除此之外，防治中暑的药物还有折耳根，这种既可以煮水喝，也可以生吃。

最佳的防中暑措施

笔者在中暑的预防上，积累了一些非常简便有效的验方，其中之一就是神曲茶，用神曲直接泡一杯茶，就可以治疗中暑和预防中暑。因为神曲的作用，类似藿香正气水，主要针对的是脾胃内虚的患者。他们喝了神曲茶之后，脾胃功能改善，水液代谢的能力变强了，自然就可以顺利地出汗了，大小便也会变得比较通畅，此时中暑的概率也就低了。

除此之外，还可以用五苓散，这个方子主要的目的就是促进人体水液代谢，防止水液潴留，膀胱的气化正常了，就很难中暑了。

为什么暑气消耗阳气？

中暑其实是很消耗阳气的，不少人中暑之后，有的还会有点怕冷，为什么会这样呢？实际上，暑气本身就是湿气，作用是使人体的阳气无法透出来，这个时候我们就会感觉很冷，感觉身体的阳气不够用了，所以暑气也是非常消耗阳气的存在。

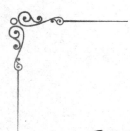

因于湿，首如裹，湿热不攘，大筋緛短，小筋弛长。緛短为拘，弛长为痿。

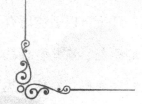
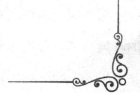

怎么应对湿气重？筋骨
如何养生？

人类的适应性是很强的，只要给予足够的时间，几乎可以适应所有的环境，所以我们看到《内经》中，到处都是养生的智慧，这些智慧就是要因天之序。寒冷的时候，自然有寒冷的做法；热的时候，自然有热的做法，其中的理念都是很适用的。

如何适应干燥？

其实笔者是习惯南方湿气重的气候的，不过有一个问题，那就是不能吃面食。我小时候只要一吃面食，就会浑身不舒服，会闹肚子。但是，来到北京之后，面食就变成了让我很受用的食物了，这就是适应环境的一个过程。

另外，一开始来到北京的时候，我的皮肤很干燥，但是后来发现自己对于干燥的适应性也非常强。这是为什么呢？在中医看来，脾胃弱，那么运化自然就会失常，面食本身会增加身体的痰湿，所以南方湿气重的时候，再吃面食，我的脾胃自然就受不了。

但是，北方气候比较干燥，这个时候脾胃自然就会变好了，此时再吃一些润燥的食物，对人体来说就是很好的补充。这个过程，在中医看来，就是"因天之序"，属于广义的"因天之序"的过程。

如何因于湿？会有什么危害？

《内经》里面说到了如何顺应湿气重的环境，那就是要开动体内的除湿功能，然后才能避免因为湿气重带来的种种不适。

在明白什么是湿气重的环境之前，我们要知道什么是湿气重。以前我遇见过一些患者，他们住在深山老林里面，整天所面临的环境都是阴冷潮湿的，所以他们周边的人也普遍都有风湿性关节炎之类的毛病。

还有一个问题，一些住在海边的居民，他们其实也是很容易接触到湿气重的环境的，那么他们是不是也会得湿气病呢？这些都是我们需要好好思考的养生问题。在明白湿气之前，我们需要最直观地了解湿气会带来什么样的不舒服。

湿气在人体内其实可以伤害很多脏腑，我们习惯性地认为湿气只是会伤害脾胃，实际上还会伤害三焦、肝胆等。而《内经》认为，湿气伤害最大的就是肝，筋骨问题是最主要的症状体现。我们熟悉的风湿性疾病，实际上也是表现在筋骨问题上的，患者会出现骨节烦痛等毛病。这个时候我们治疗会有两种思路，一种是用甘草附子汤，直接除湿、祛风；另一种是用柴胡类的方剂，从疏肝理气的角度加以考虑，也能获得良好的效果。

湿气导致痿证

其实湿气有一个很重要的作用，那就是消耗人体的阳气，最终导致人感觉浑身无力，比如因湿热导致的黄疸，患者经常会出现非常严重的无力感。

此外，现在我们在临床上经常看到的还有痛风，其实就是古代所谓的痿证，而根本原因就是湿气。痛风其实是一个由综合饮食习惯、环境导致的疾病。沿海地区的人，不仅喜欢吃海鲜，还爱喝啤酒，这些都会加重体内的湿气，只要吃进去的湿浊之邪不能很快得以清除，就会沉淀于体内，成为病邪，最终导致疾病的发生。

因于气，为肿，四维相代，阳气乃竭。

中风很危险，什么情况下阳气微绝，无可救药？

《内经》很多时候都是在一篇文章之中，把体系性不强、几个关系不大的内容放在一起，或者是将整个体系的一部分放在一起，《生气通天论》也是这样。它总共讲述了四种导致疾病的因素，从而告诉我们什么是因天之序。

第一种说的是寒气，这明显代表的是冬季，或者有的时候是深秋季节。第二种是暑气，其实代表的就是夏季，夏季的湿热比较严重，所以用这个来代表。第三种是湿气，湿气从四季来看，主要还是秋季，因为在秋季，很多湿气导致的疾病都是高发的。第四种是气，这个就不好理解了，不过有两种可能：一种是有脱误，少了"风"这个字，因为后面的四维相代，还有肿其实都是中风之后的状态，而且是极度危险的状态；另一种是在古代的时候，"风"和"气"就是同一个意思，所以我们可以看到《金匮要略》中，风气都是同时提出的。

总的说来，生气通天，通的是什么天？是四季之天，是春夏秋冬，对应的就是风气、暑气、湿气、寒气四种气。所以如果从这个角度来看，就很容易明白这几段的意思了，也就解释了为什么叫作因天之序。

读懂了《生气通天论》，我们可以发现，为什么因于湿，会有筋病。那是因为秋季的时候，金很旺，燥气很旺，同时湿气也很旺，金可以克制肝木，所以导致了筋骨疾病。

中风是春季高发的疾病

明白了前面的条文，其实是讲的一年四季的养生策略和高发疾病的情况，那么我们就可以很好地理解这篇文章如此安排的意义了。到了春天，最高发的病就是中风，那么中风是由什么引起的呢？《内经》说的是因于气，其实这个气可以从两个方面来理解，一是来自外来的风气，二是内在的生气，两个合二为一，就引起了中风。

人体中风之后，就会出现很多症状，但是有的中风稍微治疗一下，就好了；有的中风稍微折腾一下，就更严重了。那么，怎么样判断这个中风的预后发展呢？就要看是否出现了四维相代这个现象。所谓的四维相代，就是手脚肿会轮流着来。

举个例子，我的祖父在十年前出现过"四维相代"，他在某年的春季中风了，但是中风之后赶紧吃了小续命汤还有黄芪桂枝五物汤，很快就恢复了。后来他又中风了，中风之后，也是好好地吃药。但是一段时间之后，我父亲（祖父的医师）看到祖父出现了"四维相代"，判断说吃药也没什么意义了，最后确实没有挽回。

总之，这一段文字，我们从寒气讲到风气，也是一年四季养生和生病的主要特点，如果把握住了这些内容，那么对《内经》的理解也可以提升很多。

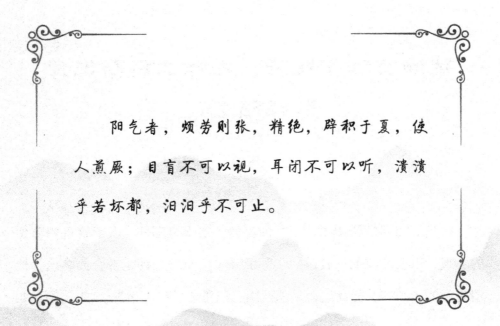

阳气者，烦劳则张，精绝，辟积于夏，使人煎厥；目盲不可以视，耳闭不可以听，溃溃乎若坏都，汨汨乎不可止。

运动有利于健康，为什么运动也会消耗阳气？

在我们的固定认知中，阳气的消耗主要来自寒邪、湿邪这些阴寒性的邪气，以及冰凉的饮食等，实际上几乎所有的运动也都会或多或少地消耗人体的阳气，而且运动是消耗阳气很重要的一种情况。

运动，则阳气归于四肢；静止，则阳气归于脏腑

在养生的时候，如果一个人体寒，他就会懒于运动，而运动实际上是可以改善体寒的，因为当我们用身体的什么部位，阳气就要到达这个部位。比如，对于读书的人，用的最多的就是大脑，这个时候阳气就会跑到大脑上，大脑就成为消耗阳气的主要场所；又比如运动员，阳气往往会跑到四肢上；还有一些人终日坐着，那么人体的阳气就会集中在肠胃端，人会变成小胖子，从而消耗一些阳气。

运动太过，则阳气消耗太过，肾精绝，则大脑不用

在大多数人的认知中，运动就是各种健身方式。实际上在古代，所谓的运动就是体力劳动，古人整天都是干各种苦力活，这个时候就有所谓的烦劳，就会消耗肾精，最终导致精亏。肾精亏虚之后带来的问题，就是眼睛不好使，耳朵听不明白，整个大脑也浑浑噩噩，就好像阳虚患者的表现一样。

什么是煎厥？

中国的汉字很有意思，几乎每个文字都有自己的意思，结合在一起还要考虑它们的引申意义。比如"煎厥"这个名词，很明显，就是一种非常难熬的疾病，一方面是烦劳，整个人很煎熬、很难受，属于有内热的疾病；另一方面是厥，就是整个人都逆乱了，给人的感觉是头不是头、脚不是脚，所以更难受。

这其实就是阳损及阴的一个表现，当我们运动太过的时候，往往会伤到肾精。这个时候肾精属于阴，阴气不足，则阳气就浮越了，此时就是肾虚导致的燥烦状态。所以会有后面看到的眼睛不好使、耳朵不好使，整个人浑浑噩噩的。

《内经》认知更全面

这些运动导致的阳气亏虚，实际上在现代看来，不太好理解，因为我们平常的观念认为阳气消耗的主要途径就是食寒凉之物、受阴寒之邪、熬夜、输液等操作。实际上，在《生气通天论》的总体框架内，给我们交代了很多影响阳气运行的内容，这些内容有的会导致阳气虚弱，有的会伤害人体导致疾病。

阳气者，大怒则形气绝而血菀于上，使人薄厥。

有伤于筋，纵，其若不容。

汗出偏沮，使人偏枯。

脾气大的人应该如何养生，避免怒发冲冠？

我们经常看到电影里面，为了表达气愤之情，主人公很多都是被气的直接吐血了，这个现象在生活中是不是真的会发生呢？如果发生的话，用中医学原理又该如何解释呢？我们今天就从《内经》的角度加以解释，让大家明白其中的道理。

大怒，则吐血

《内经》里把生气导致的吐血现象，叫作薄厥。其实我们会发现身边一些脾气大的人，当遇到不顺心的事情时，非常容易生气，生气很容易伤害胃部的血管，最终导致吐血的事件发生。我国古代的医家，观察到了吐血和肝之间的关系，所以在治疗吐血等出血症状的时候，提出了三要法：宜行血不宜止血，宜补肝不宜伐肝，宜降气不宜降火。

其实我们在治疗血症的时候，特别是吐血，最常用的就是止血、补肝、降气的药物。而会出现这类疾病的患者，普遍在体质上都是肝脾不和，很容易有中风的危险，这个时候就要结合患者的实际情况来施治。

什么是偏枯先兆

有些人在中风之前就出现了偏枯的现象，这种现象在人类是非常普遍的，我们知道几乎每个人的人体，不论左右或者上下都是不对称的，有的不对称的程度不大，有的不对称的程度非常大。当不对称的程度很大的时候，就会出现疾病，这种疾病就是所谓的偏枯。

一般患有偏枯的人，在出现偏瘫之前，都会有比较明显的身体偏枯现象，即会出现身体的一半听话、一半不听话的现象，比如左半身出汗、右半身不出汗，上半身出汗、下半身不出汗等。

一看到这类患者，就应该知道他的肝胆不太好，还有可能筋骨也有问题，比如骨节烦疼之类的，软组织也不太健康。

所以，《生气通天论》中"阳气者，大怒则形气绝"这一段所要表达的其实就是一类人的现状。这一类人他们可能会生大气，有的是直接把自己气晕，有的是生气后吐血，有的是肝不好，导致筋骨不健康、筋不受力，还有的是出汗出一边，最后还落下了一个偏瘫的毛病。

其实，这些都可以归结为阳气的运动出现了问题，那么，我们只要在平时克制住自己的气性，或者是多疏肝理气，或者是多补血滋阴，或者是使用其他的养生方法，自然就可以避免此类的问题了。

汗出见湿，乃生痤痱。

高梁之变，足生大丁，受如持虚。

劳汗当风，寒薄为皶，郁乃痤。

痤疮是怎么来的？如何处理好湿气与热气之间的矛盾？

青春痘是很多年轻人的烦恼，而我作为南方人，小时候除了青春痘，还有很多其他的烦恼，比如痱疮疡都有过。每年夏天就会起各种痱子，如果不是用一些外用的药物，整个人是很难受的，有的时候我也会吃一些凉性食物，缓解因气候太热导致的不舒服。

心火旺的烦恼

前面我们说过肝火太旺，会导致各种毛病，肝火有的时候表现为阳气的向上运动，那么如果是心火过旺呢，又会表现成什么样呢？

心火旺的人，其实跟肝火旺的人有点类似，只不过肝火旺的人，外形上普遍看起来会比较高、比较瘦，但是心火旺的人则表现为面部比较红润，而且整个人的气质也是蓬勃向上的。如果只是心火旺，没有其他的过或不及，那还是很不错的。

但是一旦心火旺，再结合其他的过或不及，就会导致各种疾病，比如当心火旺与湿气相结合的时候，就会有各种皮肤病。

为什么青少年有青春痘？

人的一生跟一年四季是一样的，也有春夏秋冬，刚出生的时候，充满了生气，所以小孩子长得最快。这个年纪就好比一年四季中的春，朝气蓬勃。也是在这个时候，最有肝木向上之性，最是火气大。

稍微长大一点，到了10岁开外，一直到20多岁，这个年龄段相当于一年四季的夏季，人会充满干劲，也有火力，这个时候心火普遍比较旺盛，而且这个时候人尚未涉事，很多人会雄心万丈，所以是最容易得青春痘的。当一个人过了24岁这个节点，慢慢就变得成熟了，对应的就是长夏，就是化，就是把不是自身的东西发展（化）为自身的，这个时候人体会不断地生长，变得壮实。

到了40岁左右，相当于进入了秋天，这个时候人开始懂得所谓的天命了，知道敬畏了，也知道收敛了，而且也是最具有魅力的时候。

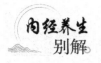

当一个人到了 60 岁左右的时候，就开始进入"水"的季节，慢慢的知道藏，知道要好好养生了。

皮肤病是怎么来的？

皮肤病是湿热之邪过盛导致的，所以治疗的时候湿热是最主要的问题，但是导致过盛的情形有很多。第一种就是当我们出汗之后，汗毛孔打开，如果我们再吹一下风，风邪就会带领着湿气进入人体，湿热之气会结合在一起，久而久之就会导致皮肤病的产生。第二种就是整天都吃厚味的人，这些人因为吃的都是一些容易生热的食物，很容易积累湿热在体内，就会容易形成所谓的疮疡，而实际上，正是因为人体在消化肉类的时候，会在体内形成积热，最终导致很多问题。

还有一些人，则是因为面部很容易出汗，他们就是所谓的"阴阳人"，即上半身出汗、下半身不出汗，或者左半身出汗、右半身不出汗。这类人只要面部一出汗，然后吹一下风，就容易有酒渣鼻，整个面部就会很红。

所以，我们在养生的时候，其实非常需要注意湿气和热气之间的矛盾，因为它们搅合在一起，就很容易出现问题，比如皮肤病。

阳气者，精则养神，柔则养筋。

为什么养筋很重要？知道阳痿是怎么来的吗？

现在流行一个说法——筋长一寸，延寿十年。至于是不是有这样的效果，我讲一个自己的经历。其实我以前练过"一字马"，当时我的身体基本不怎么生病，所以可以做"一字马"这个姿势，但是后来身体不好了，基本上就做不了了，而且有一段时间我经常生病，那时感觉自己的筋骨都被束缚住了。

人体之筋，汇聚于阳陵泉

我们知道，中医将一身的穴位进行了分工，其中筋汇聚在阳陵泉这个穴位。而实际上人体之筋其实是表现在宗筋上的，宗筋也就是我们的生殖器。临床上我遇到一半以上的男性阳痿早泄，都是跟肝气郁结有关，所以治疗的时候是要疏肝理气的。

《内经》说，"阳气者，精则养神，柔则养筋"，这里面就有很深刻的含义。精神是怎么来的？主要跟阳气有关，从其他方面来说，它又跟人体的性能力有关，所以就会对接到筋上。

为什么会早泄？

不少人早泄的根本原因，就是因为肝胆疏泄失常，此时还会经常地紧张、敏感，所以会在很短的时间内射精。我们在给患者治疗这类疾病的时候，需要疏肝理气。其实这个就是宗筋紧张所致，最好的方法就是放松宗筋。

那么，如何放松呢？其实，所有的筋都是通过腹部的膜进行调节的，如果筋出现了问题，可以从腹部的内膜进行调节，特别是按摩腹部，会有很好的效果。以前我们跟随着一个非常有名气的老师，他是通过按摩给患者调节整个身体的筋骨状态的。

八块腹肌，阳痿早泄更严重

很多人羡慕显现八块腹肌的人，但是他们忘了腹肌的形成会使得整个人体的腹部犹如一块"铁板"，这个"铁板"是跟阴茎相连接的。腹部一直处于紧张的状态，会影响生殖器的气血流通。如果男性腹肌显现八块，会有可能是阳痿早泄的患者；女性如果显现六块腹肌，也有很大可能会影响性生活。

知道了这个原因，我们在临床治疗这类疾病时，就可以用按摩的手法解开腹部紧张的肌肉，从而缓解患者的问题。

为什么阳痿要用桂枝加龙骨牡蛎汤

还有一个办法，那就是"解肌"。中医有一个专门解肌的方子，那就是桂枝汤加减。这个方吃进去之后，人体肌肉紧张就会缓解，甚至有的人"练"出了八块肌肉，稍微吃点桂枝汤，肌肉就下去了。

对于不少瘦的阳痿早泄患者，我们就会用桂枝加龙骨牡蛎汤治疗，可以获得非常好的疗效。

开阖不得，寒气从之，乃生大偻。

颈椎病、佝偻病都是怎么形成的？
为什么说筋很重要？

前面我们分析了筋的关联，实际上很多疾病都是因筋出现问题引起的，只要一身的筋被照顾好了，那么这个人就不会有多少身体问题。我们在临床上经常建议做的就是揉腹部，以此来调节身体筋的问题。

筋是软组织，这个组织虽然是人体的一部分，但是关系着皮表、肌肉、骨头，起着肌腱等组织的作用，但凡身体有一点问题，筋就会出现问题。

颈椎的问题，从肚子而来

我们知道，颈椎病的患者其实一直会佝偻着身子，对一些人来说，颈椎病可能是因为腹部的肌肉牵拉，导致颈部肌肉紧张，挤压颈部的神经，所以人会感觉比较僵硬，有的时候还会感觉很痛。

所以，我们在治疗颈椎病的时候，只需要用手法，轻轻地按摩大腿后面的两个筋脉，还有腹部的两块腹直肌，就可以很快缓解颈椎病的一些问题，甚至不少人在按摩放松筋脉之后，可以恢复正常。

佝偻病是怎么形成的？

《内经》中有一句话，"开阖不得，寒气从之，乃生大偻"，其实就是讲当人体的肝脏有寒气，导致筋脉舒展不开，就很容易使腹部的肌肉紧张，进而牵拉身体的肌肉，最终就会导致人体驼背。这个跟上面讲的显现八块腹肌致使肌肉紧张是一个道理。腹部的肌肉太紧张了，它的力度就会转移到颈部，人就会觉得颈部也不舒服。

对于身体极度不平衡的患者，就很容易发生佝偻病。那么，对于佝偻病，在临床上我们是从什么角度加以治疗的呢？还是要从肝胆的疏泄开始。

四逆散，就是治疗佝偻病的一个好方

我在接触一些日本的医案书籍时，很不明白，他们会用一些内服的方剂治疗外科疾病，比如用四逆散或人参败毒散之类的药物治疗佝偻病。

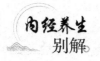
随着自己阅历的增多，加上对人体气血变化的切身体会，我渐渐理解了这种治法的道理，即当肝胆之气不疏的时候，胸部就容易疼痛，人体就会以含胸驼背来适应，久而久之，就会出现所谓的佝偻病。

肌肉，一定要练全身的

大家可能会问了，如果显现八块腹肌会引起一些问题，那么是不是就不需要锻炼了？其实人是需要锻炼的，但是锻炼太过就不好了。当我们锻炼的时候，一定要追求健康美，只有在人体全身达到了协调的状态，我们的身体才是健康的。

所以，锻炼的时候，不要单方面地锻炼一个地方的力度，而是要多方面锻炼，而多方面锻炼最好的方法就是跑步，或者散步。

陷脉为瘘，留连肉腠，俞气化薄，传为善

畏，及为惊骇。

阳气虚是担惊受怕的根本原因！

阳气在浅表是可以养筋的，到了深层次那就可以养精血，所以当寒气损害阳气的时候，受累在表的是筋脉，然后是肌肉，再往里就会影响到人体的精神了，这个时候人就会出现畏惧心理。其实畏惧心理的成因之一就是阳气被伤害。

担惊受怕，心火虚是关键

如果大家小时候有过受惊吓的经历，就应该知道，每当背后被人突然来那么一下，就会马上心跳加快，久而久之，就容易出现心悸。那么，这种心悸是什么导致的呢？心悸的原因可以分为心阳虚、心阴虚、心气虚，不过归根结底还是因为心火不旺，所以基本可以说心火不旺、阳气虚衰是担惊受怕的一个根本原因。

如何改善担惊受怕的体质？

从体质上来说，一个人容易担惊受怕，其实根本上还是气血亏虚，是由心阳虚导致的，所以要改善这类体质，就要从根本上操作，比如多去阳光的地方、少去阴暗的角落，因为阳光很多时候代表着阳气，代表着人体的气血能被激活。

还要避免在黑暗的夜晚外出，特别是在有上弦月月牙的时候外出，因为这个时候按照中医的理论，人体处于一种气血亏虚的状态，外面的邪气最容易进入人体。

另外，最重要的就是多吃扶阳的药物（在医师指导下），因为扶阳的药物可以增加人体阳气的旺度，阳气旺，人体就能抵御外来的邪气，气血也会表现出比较充足。

一味药，专门治胆小

容易担惊受怕的原因之一，其实就是阳气虚，所以可以考虑用温阳的方法来缓解。有一味中药，叫作细辛，是专门治疗这类疾病的。

《药性论》："治咳逆上气，恶风，风头，手足拘急，安五脏六腑，

添胆气，去皮风湿痒，能止眼风泪下，明目，开胸中滞，除齿痛，主血闭，
妇人血沥腰痛。"

可以看出，细辛在驱寒的时候，是非常有效的。张仲景也在《金匮
要略》之中说过，有陈寒者，可以用细辛。在药方之中，只要有风寒之邪，
或皮肤出现问题，就是风寒之气，就可以用细辛这味药。不过，后世出
了一个"细不过钱"的说法，所以我们用细辛的时候，大多数时候都是
控制在 3 克以内的。

营气不从，逆于肉理，乃生痈肿。

痈肿是怎么形成的，阳气虚还是阳气旺？

小时候，我最怕的就是夏天，因为一到夏天，就很容易犯一类疾病，即身体长脓疮，不仅容易痛，而且很久都好不了。在炎热的夏天来临之际，一些小孩子也容易得这类疾病。不过近些年来，身边好像很少听说这种疾病了，这是因为生活条件变好了，还是因为我们的阳气变弱了，所以不容易得这类疾病了呢？

夏季火热，诸痛痒疮，皆属于心

《内经》中有一句话，叫作"诸痛痒疮，皆属于心"，所以我们基本可以确定的是疮疡的产生，主要是心火导致的，也可以看到我们在治疗这类疾病的时候，其实用的最多的就是泻心火的药物，有的时候在补脾胃的基础上加入泻心火的药物，治疗起来效果就很好。

比如，如果实在是火过盛，导致了阳明腑实证，就可以考虑用承气汤之类的大寒之药；如果是湿热太重，那就考虑使用黄连之类的清热燥湿药物。这些用药，跟疮疡发病的时间主要在夏季其实也是对应的。

增液汤，防治疮疡最好

在夏季的时候，火气很旺，特别是火太过的年份；或者说主运之中有火太过的时候，夏季一来，特别是到了立秋左右的时候，很多人就开始出现疮疡，有的是疡、有的是疮。

这个时候火气旺盛，湿气也重，湿热之气就会很容易对人体的经脉形成一定的阻滞作用，这个时候营卫之气就会在腠理被滞留下来，就引发了蜂窝组织发炎。此时，还有另外一个普遍的问题，那就是肾虚，正是因为肾虚，才会导致水涵养不了心火，心火上炎出现局部的火气过旺。

其实，从整体上来说，是阳气太弱了，所以会出现局部的经脉不通，然后致病；但是从局部来说，则是因为阳气太旺了，才会有火热之气的出现，使局部发炎。这种疾病，一般到了下午或者傍晚时分会加重，不管是痛还是痒，都会加重。

不过我小时候，预防这类疾病的方法就是吃一点大地黄煮的汤——增液汤。这个方就是吴鞠通用来治疗温病后期，肾虚津液亏损导致的便秘等问题的著名方剂，这个方由生地黄、玄参、麦门冬组成。

其中，生地黄是一味非常好的补肾药物，对左右肾脉都无力的人来说，就是最好的补肾药，只要是肾虚、脾胃还可以的，用上这个药之后，肾脉就可以变好了。玄参虽说是参，其实并不是很补，而是寒凉之药，可以治疗很多火热之气导致的疾病，泻火的作用很强，滋阴的作用也很强，于大夏季吃下，在古代就相当于夏季吹空调了。

最后一味很关键的药物就是麦门冬，这味药有一个很重要的作用，那就是通经活络，这对于湿热之邪阻滞三焦的患者来说，是非常好的一味药物。所以夏季如果因为阳气太旺盛，导致了局部的问题，如疮疡，就可以考虑这个增液汤。

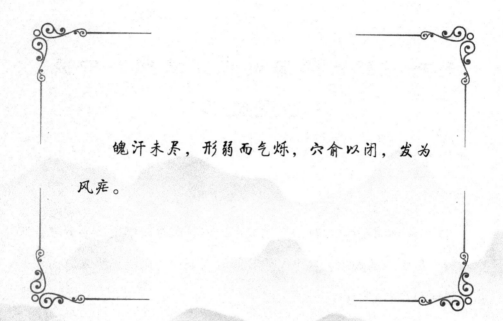

魄汗未尽，形弱而气烁，穴俞以闭，发为
风疟。

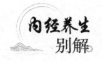

为什么肺部感染会反复发热？中医认为是风邪！

有的时候肺部感染很难治，比如支原体、衣原体感染，不少患者就会出现反复发热的现象，这个时候我们就需要用中医的思维来施治了，不然的话很难彻底治愈。

肺部感染，其实是风疟病

《生气通天论》之中对于风疟的定义非常有意思，认为在人体出汗之后，如果再吹风，很快就会得风疟。其实，我们在临床上可以看到，很多人的肺部感染其实就是在吹风之后，特别是在出了汗的条件下再吹风，就会引起常见的肺部感染。

肺部感染之后，如果正气比较虚弱，患者是很难在短时间内治好的，虽然有的时候需要发汗，吃一些辛温之药，但是发汗也未必管用，还会出现反复发烧的情形，此时很多时候需要考虑的是治疗疟疾的思维。

风疟病到底是什么病？

风疟病首先是因风气导致的，另外一个基础的条件就是"形弱"，也就是说一个人身体相对较弱时，才会出现这个问题。这种情况其实跟很多风邪为病的疾病都有相似性。除此之外，风疟病其实还有一个特点，那就是"寒热往来"，就是说肺部感染性疾病，都有一个特点，即发烧是变化的，一会儿高烧、一会儿退烧，这种就是典型的"疟"。

小柴胡汤，一个治肺部感染的简易方剂

学过中医的人都知道，中医治疗疟疾基本上就是小柴胡汤加减，很少用其他的方剂。而我们熟悉的小柴胡汤被认为是少阳经的专方，而少阳经本身就是寒热病的一个代表，那么小柴胡汤为什么可以治疗肺部感染，而且效果非常明显呢？

这就要说起疾病的来源，或者这类疾病的共同之处了。对风疟来说，正所谓"形弱而气烁"，首先是因为体虚，才会有发热、恶寒交替；同样，小柴胡汤治疗的疾病也是"血弱气尽，腠理开"。

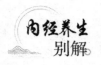

其实，明白了这些，我们平时再处理肺部感染、很难退烧的情况，就可以考虑使用小柴胡汤了。

除此之外，在治疗"汗出当风"导致的肺部感染时，我们还有一个非常有名的方剂，那就是葛根汤。不过葛根汤只是针对汗出之后，因吹风感冒出现的非常明显的表证。同时，它也是我们治疗感冒的一个知名方剂。

风者，百病之始也

知道出汗之后再吹风很容易感冒，或者肺部很容易感染，我们就应该知道，其实细菌和病毒是无处不在的，只要我们的身体没有出问题，就有一定的抵抗力，而如果身体的内环境出了问题，那么或多或少人就会生病，出现相应的症状。

另外，我们在吃了发表的药物之后，其实很多人就开始出现汗毛孔打开的现象，此时如果不小心吹风了，不但疾病好不了，还会加重身体的毛病。因此，《内经》说，"风者，百病之始也"。

故风者，百病之始也，清静则肉腠闭拒，
虽有大风苛毒，弗之能害，此因时之序也。

故病久则传化，上下不并，良医弗为。

故阳畜积病死，而阳气当隔。隔者当泻，
不亟正治，粗乃败之。

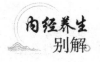

为什么有些人越养生越短命？

中国文化之中，有两种完全不同的主张。一种是以儒家为代表的主张阳气的文化，其概念中最重要的就是生生不息的观念。有一次，有一个弟子去问孔子，说"愿有所息"，但是孔子告诉弟子的是"生无所息"，人的一辈子就是生生不息的，不要想着休息，因为这个思想其实是建立在"人的一生很短，不把握时间，就会虚度光阴"的假设之中。另外一个则是道家主张的阴的文化，他们认为人生是需要不断拉升的，需要获得长生才能够追求自己的使命，所以追求的就是"静"的文化。

静，是养生的根本

什么是"静"的文化呢？这就要回归到中医的一个根本议题——人体的疾病一大半都是外感导致的。外感疾病最重要的一个因素就是风气，因为外感之邪要进入人体，必须要有一个带路的邪气，这个邪气就是风。

风是怎么形成的呢？我们现在知道，风气的形成其实是气的对流导致的，也就是说只要有气的相对运动，就会有风气。所以我们就应该注意到，运动不是每个人都适合的，特别是刚从疾病的状态下恢复的人。这类人暂时需要待在家里面，不要外出吹风，也不要到处跑。

《内经》说"故风者，百病之始也，清净则肉腠闭拒，虽有大风苛毒，弗之能害"。尚在恢复中的人注意在家里修养，这样即使有风寒暑湿燥火之邪气，也是很难伤害到他的，这也是我们"因时之序"养生的一个关键点。

老年人，不适合在外跑步

要知道，凡是疾病刚好的虚弱者，其实都是不适合在外跑步的，不适合过多运动，适合在家里静静地休养。对一些气血虚弱的老年人来说，也不适合过多运动。

所以，清净才是一种最好的养生状态。其中的清净，不仅仅是在家里休养，减少外出运动，还要注意休养的环境，应当清净。清，就是没有太多的杂念；净，其实还有思绪比较清晰的意思。总之，清净属于一种非常理想的状态，因为很多人不运动只静止的话，很容易胡思乱想，不可能清净。

现代人，很多都在说养生，却不知道如何养生。喜欢运动的，只关注如何大量运动，却不关注运动的环境和气候，不知道避开那些恶劣的天气，容易使外邪增加、正气削弱；喜欢静养的，不能保持自己的思绪清净，总是胡思乱想，最终也是削弱自己的正气。

总的来说，养生无非是运动要在没有风气的日子里进行，风和日丽的时节，运动是最好的；休养的时候需要注意清净，需要保持不胡思乱想，最终才能达到养生的目的，否则我们的养生，越是折腾越会影响健康。

为什么久病不好用药？老年人更不好用药？

在临床久了，我们会发现，小孩子的疾病其实是最好治的，还有一类人也是很好治的，那就是以前没有经历过其他误治情况的人。

为什么这类人好治？

中医在治疗疾病的时候，始终还是以激发人体的免疫力为主，所以我们会发现很多药方的基础药物都是类似的，这就是因为人体需要这些基础药物来维持人体的正常运转。

小孩子因为生下来普遍都是比较健康的，而且他们的免疫能力也都是比较强大的，此时只需要稍微用点可以激发免疫能力的药物，就会看到治疗效果。对以前没有经历过其他误治的人来说，也是一样的，这类

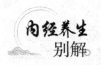

人普遍都是正气比较旺盛的，只是邪气有点多而已，所以只需要将邪气赶走，疾病就会慢慢痊愈了。

但是，对一些久病的患者来说，养生和用药就不是那么简单了，他们用过不少的药物，各种功能都被激发过，但是最后还是没有效果，那么此时我们就需要花费很多时间去培养正气，而不是一上来就开始治疗。

久病患者的特点

很多患者，实际上他们的首要问题不是邪气，而是正气，所以当我第一次跟诊某位非常厉害的老师的时候，惊讶地发现，他为人治病时，一半以上的时间都是在培养正气，而不是直接攻击邪气。

久病的患者除元气虚弱之外，还有一个特点，即《内经》所指出的"故病久则传化，上下不并，良医弗为"。这个是什么意思呢？对于老年患者，或者是久病的患者，其实最大的问题就是上下之间不通，导致了阳气蓄积，阴气也蓄积，这就会让我们看到"冰火两重天"，怎么开药都没用。

所以，治疗久病的患者首先要解决的就是因为阳气隔拒导致的问题。这个时候可以有几种方法，要么用活经通络的药物，要么用活血化瘀的药物，只要经脉一通，再用药就好办了。王清任的思路就是这样的，不管怎么样，先吃几天的血府逐瘀汤，然后就好办了。

当然，也可以从另外的一个角度考虑，即脾胃的角度。因为脾胃是中焦，是气血生化之源，我们身体的所有东西都是从脾胃生化而来的，只要调理好脾胃，其他的就好办了。此外，有一个更加危险的情况，就是若脾胃虚弱到了无法吸收营养物质的地步，则会很难治疗。

故阳气者，一日而主外。平旦人气生，日中而阳气隆，日西而阳气已虚，气门乃闭。

是故暮而收拒，无扰筋骨，无见雾露，反此三时，形乃困薄。

为什么有人生病分日夜？
阳气有其运行规律

第一次听说生病还会分时间，是我在听一位老师讲《伤寒论》时，他讲到有一个干姜附子汤。这个方子是治疗昼日烦躁、夜而安静的。这种情况我们一般会考虑阳虚。

但是，矛盾出来了，白天不是阳气比较旺盛吗？怎么阳虚的患者还会出现白天严重、晚上就不严重的情况呢？其实，我们说的阳气旺盛，要分时间。所谓的阳气旺盛，实际上是阳气在白天会在外面运行，到了晚上就会回到体内。

阳气一日主外，阴气一夜主内

我们知道白天阳气旺盛，此时主要是动，所以阳气为主导，阳气在外活动；如果生病了，阴寒之气比较旺盛，就会有正邪之间的交争，这时候表现出来的就是症状加重了。同样到了晚上，并不是说就没有阳气了，此时是阴气主内。阴气在内，阳气就跟着回到体内，所以阴虚的患者，此时就会表现为夜晚很不适。

阳气在一天之内，也是有变化的，早晨起来，人的阳气就开始苏醒了，所以对不少寒气重的患者来说，晚上睡觉的时候还没有什么不舒服，但是一旦起床了，就开始疼痛，这就是阳气开始生长导致的。到了中午的时候，太阳高高挂起，此时人体的阳气到达了最高点，很多寒性的疾病此时就会变得比较轻。随着时间的推移，到了下午，燥气会很旺，所以燥气导致的疾病一般到了下午会加重。

为什么不建议晚上跑步？

人体的阳气到了中午是最旺盛的，而随着时间的推移，到了晚上，人的汗毛孔就开始封闭了，此时我们应该注意到"无见雾露"，不然的话自然界的邪气就会进入人体，慢慢的就形成了外感之邪气。

现在很多人健身的时候，其实都是不分时间段的。他们不知道的是，人的一身之气，是有时间规律的，如果不按照时间规律去调动，就很有可能出现大的问题。比如，锻炼身体最好的时间，就是早晨，这个时候阳气刚刚上升，一身之气也是往上升发的，人开始精神焕发。如果有人此时睡觉，那么就与天地之气的运行形成了"对流"，对身体健康是很不好的。

到了晚上，一个人需要的是从紧张的工作中放松下来，这样才能进入晚上的睡眠阶段，此时是阴气为主，阴气回归到脏腑收藏起来，才能够引导阳气也从四肢回到脏腑。但是有些人就在此时选择出去跑步，人体一跑步，身体的气血就会往外涌，同时会往上升，这跟夜晚人体的气血要归于脏腑的自然规律是相违背的，所以这种情况下人很容易失眠，或者出现其他的问题。

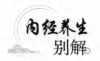
岐伯曰：阴者，藏精而起亟也；阳者，卫外而为固也。

阴不胜其阳，则脉流薄疾，并乃狂。阳不胜其阴，则五脏气争，九窍不通。是以圣人陈阴阳，筋脉和同，骨髓坚固，气血皆从。如是则内外调和，邪不能害，耳目聪明，气立如故。

阴的作用是什么？老年人为什么容易阴虚？

《内经》中有一句话非常有名，那就是"阴者，藏精而起亟也；阳者，卫外而为固也"，对于后半句，大多数人都能理解，但是对于前半句，很多人难以理解。"亟"有两个含义，一个是急迫的意思，另一个是顶端的意思。

我们不管从哪个角度去理解，发现都说得过去，但是这句话的意思只有一个，我们需要结合常识，才能正确理解。其实，这个"亟"当从"极"讲，也就是说阴气的作用，其实就是为了让人能够站起来，能够顶起那片天地。

成形的阴，来源于平时的食补

在所有的饮食之中，其实只要能够使人长胖的食物，都是补阴气的，

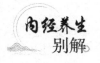

注意我们不能局限于某一个单一品种。比如说，我们中的有些人喜欢吃肥猪肉，这种食物对人体而言，其实还是很补的，也是滋阴的。

同样，对于饮食之中的主食，有的是吃了不容易长胖的，有的是吃了容易长胖的，比如多吃面食就可以长胖，从这点上来说，面食其实也是补阴气的食品。其实，增肥的最好方式就是吃完睡、睡完吃，所以睡觉就是最好的增肥方式。

所谓的阴阳其实可以用雄性激素和雌性激素来比喻，当雄性激素过多的时候，就会表现出阳性，男性就会长很多肌肉，表现为阳刚美；雌性激素过多，人就容易长胖，所以从另一个角度来看，我们会发现，长得比较胖的人，普遍性格会温柔一些。

年老，阴气自半

一般情况下，女性在 28 岁之前，男性则是在 32 岁之前，肌肉等有形的物质是在增多的。随着时间的推移，特别是到了 60 岁左右，一部分人会慢慢地变瘦，即"阴气不足"，这个时候人的身高往往也会变矮。

在我们观察到的现象中，其实男性也好，女性也好，到了老年，有的会变胖，有的则会变瘦，但是到了一定的年龄就开始变矮，实际上这就是"阴者，藏精而起亟也"，明白了这个道理，我们才能知道这句话原本的含义是什么。

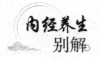
耳聋、目盲都是什么原因？为什么治疗五官疾病要升气？

在古代，判断疾病很少从细节入手，所以我们可以看到《扁鹊仓公列传》中的医案分析，都是大而化之的内容，很多我们是看不懂的，或者是其中的道理说得非常抽象，而不会像我们现在对逻辑和细节进行分析。我们现在会分析什么是脏腑，是阴阳气血哪块儿出了问题，又是哪个部位出了问题等。

阳气旺盛，导致疯狂

不管是《内经》，还是《难经》，对于疯狂病因的判断，其实都是阳气太旺了，所以"阴不胜其阳，则脉流薄疾，并乃狂"。好比《伤寒论》之中，对于狂证的解释，就是太阳蓄血证，而实际上还可以是阳明病。所以用的方剂，除了桃核承气汤，还有抵挡汤、抵挡丸。

当然，一个狂人，其实是很难感冒的，因为他的阳气非常旺盛。如果一个人一天到晚都是非常亢奋的，那么他虽然很难感冒，但是这个人体内的血液会有点干枯，阴气有点虚，津液伤的比较厉害。

阴气旺，为啥会出现五官疾病？

我们在前面的文章中说过，阴是可以起亟的，阴气出现问题的时候，最先表现出来症状的是头部，所以我们看到的益气聪明汤，都是用一些升清之药。

同理，我们其实也可以推测出来，当一个人出现阳气旺盛的时候，眼睛之类的疾病是很难犯的，所以我们在爱护眼睛、保持耳聪目明的时候，就要好好地保护一身的阳气。

阴阳之间，贵在能够协调，阴能够发挥其起亟的作用，阳气可以发挥其卫外的作用，如此就可以很好地养生。正是因为阳气的卫外作用，当阳气旺盛的时候，我们是很难感冒的，外感之邪很难侵害我们的身体；而阴气的作用，就是传达到最颠顶的位置，眼睛、耳朵、嘴巴都是阴气所支持的。

但凡出现了阴阳的不协调，或者某一方变得比较弱了，或者有邪气影响了二者之间的运行关系时，就会引起疾病。

风客淫气，精乃亡，邪伤肝也。

风邪无处不在，还会损伤肝脏和性功能

《内经》有的时候会把毫不相干的两个内容放在一起，但是它们之间肯定是有关联的，但是在我们现有的思维框架下，是没有办法将之联系起来的，所以读懂《内经》其实是很艰难的，这也是为什么我们在解读的时候，经常需要旁敲侧击，需要引证很多其他的内容。

遗精是怎么来的呢？

遗精是青少年中很常见的现象，也是很多生殖性疾病的表现，那么这个疾病到底是怎么来的呢？首先来说，遗精是可以分两类的，一类是做梦而遗，这是日有所思、夜有所梦，然后就表现在了遗精上；还有一类，则是相对比较严重的疾病，这类疾病是没有做梦也会遗精。

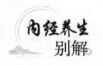

为什么要做梦才会遗精呢？从心理上来说，那是因为心理有了这个想法，所以才表现出来。但是从中医的角度来说，肝主魂，做梦遗精，其实就是肝有问题；从另外一个角度来看，肝又是主筋的，生殖器其实就是宗筋，遗精和做梦，实际上是一回事，都是因为肝魂出现了问题。

所以，如果我们经常做梦，那就要注意一些，防止肾虚而遗精。

肝通气于风，风淫则邪气伤肝

《生气通天论》告诉我们，人体的脏腑气血运行都会与天气相关，其中的肝气其实就是与我们知道的风邪相关的，所以出现了风邪，肝就会有相对应的表现。经过这么一通分析，我们会发现，遗精其实是因为我们感染了风气，是风邪危害的。

风代表了什么？

其实在古代，我们知道的风，不仅代表了风气，还代表了男女之间的欢爱。所以，从这个角度来看，"风"所代表的就是"风月"了。当一个人过度吃喝玩乐、过度房劳之后，就会出现精受伤的现象，反过来其实也会导致人体的肝受到伤害。

很多阳痿燥邪的患者，其实就是肝脏出现了问题。比如，现在很多脂肪肝的患者，在性功能方面就会有比较多的障碍，而我们只要把肝脏疾病治好了，性功能也会相应恢复。

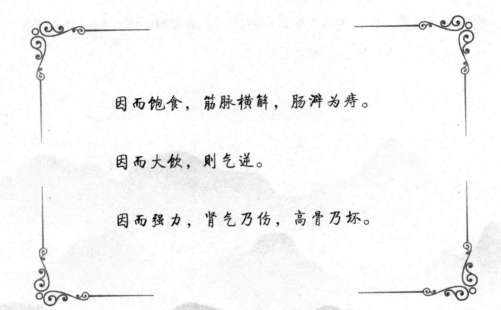

因而饱食，筋脉横解，肠澼为痔。

因而大饮，则气逆。

因而强力，肾气乃伤，高骨乃坏。

痔疮是怎么来的呢？跟这几个因素有关！

当今社会，很多人会有痔疮，因为现在"十人九痔"，那么这个疾病到底是怎么来的呢？为什么古人会比较少患痔疮呢？最起码在我们看到的文献之中，很少看到。

要明白这个现象，其实要从我们现在的生活习惯入手，再从痔疮形成的原因分析，才能找到根治痔疮的办法。

痔疮与饮食有关

首先，痔疮是肠胃的问题，生长的部位其实是大肠，属于手阳明经的问题，所以要想不长痔疮，最好的方法就是要保持肠胃的舒适，肠胃之气要充足，才能避免生痔疮。

其次，从体质上来说，肠胃的问题，还是因为木太过，然后会克制脾胃，而大肠又跟肺相表里，属于肺金系统，这个时候木火太旺，就会导致肺、大肠受到克制。所以我们看到，在治疗痔疮的时候，我们不但要清热，还需要清肝胆之热，只有这几个方面都做好了，痔疮才可以治好。

最后，其实痔疮的原因还是饱食太过，当我们吃的太多，肠胃的消化吸收就会跟不上，导致过多的食物残渣留在体内，同时会引起肠胃积热，久而久之痔疮就发作了。

如何防止痔疮发生，有什么好方法吗？

知道痔疮发病的规律，其实就好办了。要想防治痔疮，最好的方法就是少吃，要少量多次地吃东西，要避免吃一些难以消化的食物，一定要吃容易消化的食物。

我们知道的难以消化的食物，包括高蛋白的食物，还有一些高脂肪的食物，它们都是不太容易消化的。我们吃的主食，实际上不但是容易消化的食物，还可以促进肠胃的蠕动，可以补脾胃。

所以，从根本上来说，我们现在的痔疮之所以那么多，还是因为吃了太多的肉类，吃了太多难以消化的食物，导致肠胃的压力太大，一时半会儿消化不了所致的。

　　如果知道了这些问题，我们再去预防痔疮，就会有很多方法了，比如众所周知的撮谷道，也就是不断地提肛，通过这个运动，可以很好地促进内脏运动，提升肠胃消化的能力。还有一个方法，就是揉按腹部，腹部是我们肠道安放的地方，只要每天揉按，就可以提升肠胃的消化吸收能力，进而预防痔疮。

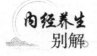
如何喝水才健康？这类疾病是喝水喝出来的，你知道吗？

　　小的时候，我们就听过一些故事，那就是每当我们在赶路的时候，遇见了山，山下面有山泉水，这个时候山附近的村民就会在山泉水附近放一个碗，便于赶路的人喝水。我小时候赶路去远方亲戚家，也遇到过这样的事情，走累了，就会找个地方坐一会儿，然后找点水喝。

　　这个时候，有的山泉水的上面就会有一些浮着的稻谷皮，我们会很小心翼翼地先把这些稻谷皮吹开，再在里面舀水，然后边喝边吹。这个场景，也会出现在我们听到的古代故事中，就是赶路的书生去找老人要一碗水喝，老人家会在一碗水中加入一点浮小麦之类的东西，使得赶路的书生虽然能喝到水，但是必须喝一口吹一会儿风，使人喝起来没那么急促。

这是什么原理呢？

故事里讲的那样喝水，是不容易让人呛着。除此之外，还有什么道理呢？我在听《伤寒论》的时候，郝万山老师讲了这样一个故事，就是关于一位哮喘患者的患病原因。这位患者就是因为劳作之后，喝水太急了，才导致了哮喘。

一个人在出汗之后，或者肺部气息不匀称的时候，急着喝一碗凉开水，后来就会形成气喘的疾病。这个时候我们常用栀子豉汤治疗，到底是为什么呢？

实际上，这就好比是我们出汗了之后吹风，形成了中医里面常常讲到的一种疾病——汗出当风，这是一种风湿疾病。因为是以风湿为主，所以我们治疗的时候，就应该用祛风除湿的药物。

但是，如果是气喘呢？中医认为气喘导致的原因就是饮，所以治疗气喘的好几个方，都是从化饮的角度加以考虑的，其中栀子豉汤治疗的，就是因郁热导致的饮。

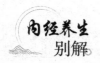

因而大饮，则气逆

回到《内经》的原文，我们不难发现古代的医家已经把导致气喘的原因说出来了，那就是因为我们长时间的口渴，突然遇见了可以喝的水，就会贪一时之快，喝出气喘之类的疾病来。

我们中医所谓的痰饮，有一半也是来自喝水的不注意，导致水饮之邪停留在不该停留的地方。

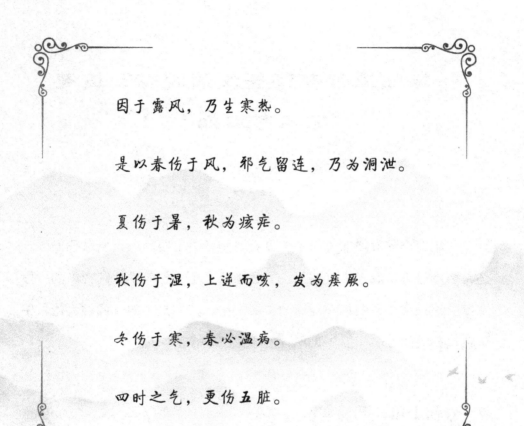

因于露风，乃生寒热。

是以春伤于风，邪气留连，乃为洞泄。

夏伤于暑，秋为痎疟。

秋伤于湿，上逆而咳，发为痿厥。

冬伤于寒，春必温病。

四时之气，更伤五脏。

一年四季都有哪些发病规律？这些你不可不知！

一年四季的规律在《内经》里是绕不开的主题基调，所以我们今天还是要倒过来解释《生气通天论》之中的关于一年四季生病特点的一段文字。这段文字，我们在前面的文章之中，特别是《四气调神大论》中解读过相关的方面，但在此我们还是要好好解读一下。

春伤于风，乃为洞泄

春天风气大，实际上就是春季的气候变化比较大，这种气候的变化会导致人体的脾胃适应不了，自然就会有脾胃疾病的产生，这种洞泄与夏季的洞泄其实是不一样的。春季的腹泻，是因风木克脾土导致的，但是夏季的腹泻，其实是因为春季木太过，夏季会有火不及，所以洞泄为寒中导致的，两者有本质的差别。

夏伤于暑，秋为痎疟

夏季的时候，气候很热，在五运六气之中其实对应的就是暑湿之气很旺盛，对应的秋季就是金不及的气候条件，很容易有所谓的疟疾，即秋季很容易出现肺部感染疾病，或者是流感之类的，这类疾病的特点就是反复发热、反复发作。

同样的，因为我们熟悉的土太过的第三步运，其实也出现在立秋之后，所以秋天有一段时间也是湿气很重的。一般在开始的一个月湿气比较重，如每年的 8 月 7 日左右，此时还正处于季风气候的时间点，这段时间还是很热的，湿气也比较重，一直持续到 9 月初才会有所缓解。

初秋的时候如果湿气重，那么深秋就会出现比较明显的金不及，也就是肺系疾病会比较多。而人体的肺金受伤，很容易导致痿厥，就是全身的筋骨受损。

冬伤于寒，春必温病

冬天如果气候比较冷，伤于寒气，第二年的春季，往往就会留下一定的祸患。第二年的春季不一定需要暖春，也会有比较严重的流行性疾病，这是历史经验的总结，我们要有所了解。因为普遍的规律是每年的冬季如果是暖冬，那么肾不藏精的现象就会比较明显，但是温病也就停留在本年度，不会跨年出现。而如果冬季出现了过度的寒冷，第二年的春季，就很有可能出现大行的温病。

一年四季的气候异常，不但会影响本年度、本季度的脏腑气血运行，还会跨时空实现疾病的转移。如果我们不知道五运的规律，即太少相生的规律，那么就很难解读里面的规律，只是背了条文，不知道里面的内在逻辑，就很难在养生及临床过程中获得主动权。

这也是我们为什么要花大量的时间来运用五运六气解读《内经》的一个根本原因。因为一年四季的气候变化和疾病特点，以及对应的五脏之间的关系，不仅仅是《内经》的核心内容，也是中医药基础理论的基础，只有对这个基础的内容有明确的了解，我们才能理解古代那些看起来没有逻辑关系的东西，才能知道原来经典缩写的内容，其实是对真实世界的反映。

阴之所生，本在五味；阴之五宫，伤在五味。是故味过于酸，肝气以津，脾气乃绝。味过于咸，大骨气劳，短肌，心气抑。味过于甘，心气喘满，色黑，肾气不衡。味过于苦，脾气不濡，胃气乃厚。味过于辛，筋脉沮弛，精神乃央。是故谨和五味，骨正筋柔，气血以流，腠理以密，如是则骨气以精。谨道如法，长有天命。

阴气自何而来？五味是人气的
最终补充？

前面我们说了苍天之气，其又可以分阴阳。苍天之气接着阳气，然后阳气与阴气之间互为生化之源，最后落实在阴气，阴气主要来自五谷。所以，我们可以这么理解，《生气通天论》之中，把人体的一身之气分成了阴阳，阳气则大部分来自苍天之气，来自上；阴气则大部分来自饮食滋味，来自下。

阴气之本，在于五味，五味太过，脏腑受伤

从这个角度来说，我们其实很容易理解阴阳之气的根源是什么，然后才知道如何根治这些阴阳之病。阳气主要受苍天之气的影响，所以我们扶阳一定要考虑苍天之气，阴气主要的根本在于饮食滋味，此时我们治疗阴虚之类的疾病，就要从饮食入手。

酸味食物的伤害

在治疗肾结石之类的疾病时，我们经常要注意一些饮食上的要点，其中有一点就是不可以吃酸味的食物，因为一吃酸味的食物，不但把汗敛住了，小便也会下不来。所以吃酸味的食物，其实对小便的控制作用是最强的。

除此之外，吃酸味的食物对人体的肌肉也会有影响，因为酸味伤脾胃，吃多了就会导致肌肉萎缩。

吃的太咸，心脏受不了

在生活中，我们可以根据一家的饮食习惯，知道他们家人的身体状态。比如，有些人家里的饮食就会比较咸，这种家庭其成员一般是肾虚的，而实际上吃的太咸了，对身体的伤害不仅仅是肾，最关键的是心脏。

在古代，盐是战略物资，如果一个人长时间没有吃盐，很有可能导致身体乏力，人体的很多生命活动都无法正常开展，所以我们必须在饮食之中加入盐，这样才能保证身体的正常代谢。在中医看来，咸味主要是进入肾的，但是太过了就会伤及心脏。

甜味太多，肾气受不了

甜味或者说甘味的食物，在现在来说都是比较常见的，凡是碳水化合物，都是很容易有甘味的。现代的研究表明，我们因为长期食用了大量的含糖量高的食物，导致血糖提升，久而久之，我们的身体就受不了了，所以现在多发糖尿病。

糖尿病的发病，其实是一个综合问题，但是在中医看来，多少都与肾气有关，所以治疗糖尿病最好的思路就是从肾气入手，由此也知道，我们古人的观察与现代科学的研究成果都是殊途同归的。

苦味的食物，还是要多吃

《内经》的行文很有意思，前面的几种味道都是害处很多，但是到了苦味的时候，只说了一个"胃气乃厚"，所以我们可以比较确定的是，吃苦味的食物，对人体的好处是非常多的。为什么呢？因为我们平时很少有人喜欢吃苦，所以适当地吃苦，对于我们的身体是很有帮助的。

辛辣太过，筋骨受伤

吃辣味的食物，很容易让人出汗，出汗之后人体的津液就丧失了，最容易导致皮毛枯槁、筋骨受伤。出汗，有的时候就等于泄气，所以我们吃辣吃多了，精气神就会受到很大的伤害。

要养生，就应该知道五味的好处与坏处，时刻保持一种平衡，只有这样才能自内而外，达到理想的状态。